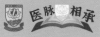

上海市第一人民医院
"医脉相承"系列丛书

一本好念的
育儿经
0~28天新生宝宝养育指南

张红爱 吴芳 主编

张依莉 副主编

天之赐者皆天使
襁褓之内无凡夫

U0279243

上海科学技术出版社

**图书在版编目（ＣＩＰ）数据**

一本好念的育儿经 ：0～28天新生宝宝养育指南 / 张红爱，吴芳主编. -- 上海 ： 上海科学技术出版社，2024.5

（上海市第一人民医院"医脉相承"系列丛书）

ISBN 978-7-5478-6565-1

Ⅰ. ①一… Ⅱ. ①张… ②吴… Ⅲ. ①新生儿—哺育—指南 Ⅳ. ①R174-62

中国国家版本馆CIP数据核字（2024）第051521号

---

**一本好念的育儿经：0～28天新生宝宝养育指南**

张红爱　吴　芳　主编

张依莉　副主编

---

上海世纪出版（集团）有限公司
上海科学技术出版社 出版、发行
（上海市闵行区号景路 159 弄 A 座 9F–10F）

邮政编码 201101　　www.sstp.cn

江阴金马印刷有限公司印刷

开本 787 × 1092　1/16　印张 10.5

字数 170 千字

2024 年 5 月第 1 版　2024 年 5 月第 1 次印刷

ISBN 978-7-5478-6565-1/R · 2978

定价：78.00 元

---

# 丛书编委会

## 主 编

郑兴东

## 执行主编

邹海东　孙晓东　刘 琍

## 编 委

（按姓氏拼音排序）

# 本书编委会

**主　编**

张红爱　吴　芳

**副主编**

张依莉

**参编人员**

曹　斌　崔　婧　李　健　陆佳仪　胡文彦

黄泳春　马卫宁　潘佳蔚　卿雪芹　尚高盼

孙晓卉（上海市养志康复医院）

王　静（西安市儿童医院）

王　睁　翟莎娜　张晶晶　周佳瑜

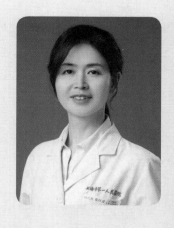

**张红爱** 上海交通大学医学院附属第一人民医院新生儿科副主任医师，儿科教学主任，西安交通大学儿科学博士，国家住院医师规范化培训结业理论考核命题专家。发表论文 20 余篇，参编《婴幼儿早期教育与训练》《孕妇营养与优生》，担任《小儿消化不良中医调治与食疗》副主编。从事新生儿教学和临床工作 20 余年，致力于开展新生儿抚触、新生儿行为观察（NBO）等临床技术。擅长新生儿神经运动发育评估，危重新生儿救治，儿童呼吸、消化性疾病诊治等。

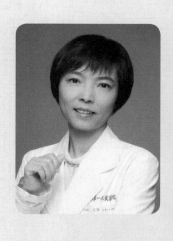

**吴芳** 上海交通大学医学院附属第一人民医院新生儿科副主任医师，新生儿科主任，复旦大学医学博士。中国医师协会新生儿科医师分会第三届感染专业委员会委员，上海市医学会儿科专科分会第九届委员会青年学组委员，中国医学救援协会儿科救援分会青年委员和中国妇幼保健协会精准医学会专业委员会委员。从事医学和教研工作 20 余年，擅长新生儿危重症抢救、新生儿呼吸管理、早产儿营养管理、新生儿随访管理、儿童危重症和儿童感染性疾病。

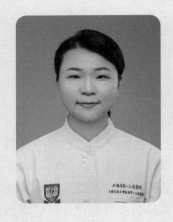

**张依莉** 上海交通大学医学院附属第一人民医院儿科护士长，上海市护理学会第 12 届儿科护理专委会委员。从事儿科护理工作 20 余年，有着丰富的儿科护理经验。带领团队优化护理服务流程，开展"新生儿病房视频探视"等，提升患儿家属的满意度；对于超低体重早产儿选择性开展"袋鼠式护理"促进早产儿的大脑发育；依托"高危新生儿随访门诊"建立完整的高危儿就诊档案，对患儿进行生长发育量化评估的同时给予专业的护理指导等。

# 总　序

1947 年，时任上海市第一人民医院（时称"公济医院"）院长的朱仰高有感于当时郊县居民缺医少药、求医无门之苦，将一辆 5 吨重的道奇卡车改装成了诊治功能一应俱全的"流动医院"。数年间，这所卡车上的"流动医院"每周日均开赴上海郊县乃至周边省市，布药施治、救死扶伤，开创了我国送医下乡的先河。

时过境迁，如今我国医疗卫生事业已有了翻天覆地的变化。党的二十大报告指出，我国建成了世界上规模最大的医疗卫生体系。即便是乡野农村，非"流动医院"难以就医的窘境也已一去不复返。

在过去的几年里，我曾经多次带队前往井冈山、西柏坡、酒泉等相对边远的地区，为当地百姓开展义诊。据我所见，当地医疗卫生机构的硬件条件与"北上广"等医疗高地的差距已然不大。然而，我依然见到了不少因就医过晚而错失最佳治疗时机的患者，令人深感痛心。

痛定思痛，我想桎梏当地居民求医的主要因素之一，恐怕还是健康观念和医学知识的匮乏。而这一难题，是十辆二十辆"流动医院"卡车都难以遽然解决的。

何以破此题？一词概之曰：科普。

上海市第一人民医院有着科普的"基因"。任廷桂、乐文照等医院老一辈专家均重视健康知识之宣教普及。时至如今，年轻一代的"市一人"也继承了先辈对科普的高度热情和专业精神，积极投身参加各类科普活动，获奖累累，普惠群众。

医学科普能够打破地域和资源的局限，将医药知识和健康理念传递到千家万户，帮助民众早发现、早治疗疾病，尽可能减少患病带来的不良后果。

同时增强民众对疾病的了解，帮助他们有意识地进行自我健康管理。这正是医学科普工作的应有之义。

除了个体价值外，医学科普的价值在公共卫生视野中有着更深刻的体现。《"健康中国 2030"规划纲要》提出，要"建立健全健康促进与教育体系，提高健康教育服务能力，从小抓起，普及健康科学知识"。这将医学科普提升到了国家战略的高度。在面对公共卫生事件时，高度的公众健康素养能够成为保障民众健康的坚实防线。而优秀的医学科普作品也能引导、激励更多人投身于医疗卫生事业。

正是出于以上原因，我自 2020 年起即组织上海市第一人民医院各科室专家，编撰"医脉相承"系列丛书。丛书的编纂秉持"以人民健康为中心"的理念，融合科学性、通俗性、教育性，内容涉及预防、疾病诊断、治疗、康复、健康管理等方面，囊括新生儿喂养、青少年斜弱视，成年人常见的甲状腺病、心脏病、脊柱疾病，以及高龄人群好发的骨质疏松、眼底病、白内障、肿瘤等疾病话题，是一套覆盖全生命周期的科普丛书。在编纂本丛书的过程中，我们得到了上海市卫健委、上海申康医院发展中心、上海市健康促进中心的大力支持和悉心指导，在此特向他们表示衷心的感谢。

我希望，"医脉相承"系列丛书能够以其通俗易懂的语言向公众传达最基础、最关键的医学知识，让他们"听得懂、学得会、用得上"，从而引导公众建立科学、文明、健康的生活方式，推进"以治病为中心"向"以人民健康为中心"的转变，让每位读者都有能力承担起自身健康的第一责任！

郑兴东

上海市第一人民医院院长

# 推荐序

　　"百福应自平凡出，福之最者坠地呱。"与宝宝到来的快乐和幸福共同开启的，还有家长的育儿责任和压力。这是一趟充满未知和神奇的旅程，新生儿期是宝宝人生的起点，由爸爸妈妈的慈爱和呵护、家人的陪伴、世界的包容等共筑。宝宝带着对世界的好奇和期盼来到爸爸妈妈身边，虽然他们还不会说话，但是会用自己特有的方式表达诉求以及对家人、对世界的爱意。宝宝的哭闹是他们特有的表达方式，有可能是因为饿了，有可能是因为便便了，也有可能是因为哪里不舒服了。对于新手爸妈来说，宝宝的哭闹是一种"密码"，让他们常感束手无策，焦头烂额。随着宝宝逐渐长大，表达的方式日益丰富，爸爸妈妈需要通过解读宝宝行为变化释放的"密码"，更深入地了解宝宝表达的情绪、需求等。解读这些"密码"是爸爸妈妈与宝宝交流的关键。如何破解这些"密码"并正确应对，新手爸妈一方面需要了解掌握新生宝宝相关的基本知识，另一方面也需要在与宝宝相处的过程中逐渐摸索。

　　宝宝的健康成长需要时间的磨砺，新手爸妈也需要掌握一些特别的方法。饮食的健康、性格的培养、睡眠的稳定等，都决定着宝宝未来的成长过程。本书从初生宝宝这一角度出发，从宝宝生活的各个方面给予最基本的知识点梳理，其中很多方面都是新手爸妈关心的问题。通过阅读本书，新手爸妈会对育儿有深入的认识与启发。

　　本书由上海交通大学医学院附属第一人民医院新生儿科的两位主任牵头，联合新生儿科的医护们共同编纂。她们在临床工作中有着非常丰富的经验，每年数以千计的新生宝宝经她们之手安全交予家长。宝宝的一举一动在她们眼中，都是发送"密码"的过程。经过多年临床经验的积累，她们具有独特的解读"密码"的方式与见解，更了解新手爸妈的困惑与难处、纠结与焦虑。

在本书中，医护们从宝宝的生长发育、营养喂养、家庭照顾、亲子交流、常见病防治等几个方面，全面地为各位新手爸妈解惑。以目前国内家庭情况及父母最关心的问题为视角，给予新手爸妈最实用、最权威的解读。

本书有着非常严谨的科学性，兼具非常接地气的实用性和可操作性。将科学育儿的方方面面落实到日常生活中需要注意的点点滴滴。这是一本对新手爸妈非常实用的科普书籍。故撰文推荐，希望每一位新手爸妈都可以在育儿的路上少走弯路，希望宝宝们健康地茁壮成长。

上海市第一人民医院主任医师

# 前 言

物之源者起于初，人之生者始于珠。

天之赐者皆天使，襁褓之内无凡夫。

宅中居人即是家，不论豪门或寒屋。

时光若集往之事，一人一世一卷书。

　　一个宝宝的降生从来都是至关重要的大事，从古至今对于新生的关注都未改变。宝宝的成长离不开家长的细心照顾与循循善诱，宝宝的健康成长紧密关系到每一个家庭，甚至对于国家未来的发展都是非常重要的一环。

　　本书从专业新生儿科医护的角度，用简单易懂的语言，教会新手爸妈如何应对宝宝的到来。从新生宝宝的体格生长、喂养方式、营养搭配、疾病防治、亲子交流、智慧开发等各个方面，为新手爸妈照顾宝宝提供"葵花宝典"。

　　本书分为九个部分，从宝宝出生后需要新手爸妈注意的各个方面给予了专业的解释与指导。基于编者专业的知识与从业多年的经验，书中的内容实用性强，同时也兼顾了新时代爸妈在宝宝成长过程中更新的各种疑问，并做出解答。

　　希望本书能给新手爸妈带来帮助，可以从容不迫地迎接宝宝的到来，将更多的时间、精力用来陪伴宝宝健康成长。同时，也非常感谢各位同仁对于本书的支持。愿所有的宝宝聪明能识，福慧双修。

# 目　录

**行为心理　新生宝宝的反应和能力有什么含义　　39**

**睡眠奥秘** 新生儿的睡眠有大学问 51

**细心呵护** 学会从各方面护理新生儿 61

# 来认识一下新生儿生长发育的特点

新生儿时期，宝宝的表现有着不同于儿童及成人期的特殊现象。新生儿时期是胎儿期的延续，从胎儿被娩出开始，其生理功能需进行调整以有利于生存。了解新生儿期的生长发育特点，宝爸、宝妈可以帮助新生儿健康成长。

新生儿具体有哪些特点呢？我们慢慢叙来，一一解惑。

# 怎么评估新生儿健康状况

从胎儿出生后脐带结扎开始，到整28天前的这一段时间被定义为新生儿期。这段时期是胎儿离开母体后逐步独立生活的关键时期。

绝大多数的新生儿是足月分娩的，即胎龄满37周（259天）以上，出生体重超过2 500克，没有任何疾病。胎龄＜37周的新生儿被称作早产儿。

了解新生儿的特点并正确护理是新生儿健康成长的基础。

健康的新生儿需要满足以下指标。

个人史：

胎龄：37～40周。

体重：2 500～3 999克。

身长：男宝宝平均49.9厘米；女宝宝平均49.1厘米。

头围：平均33～34厘米；无畸形。

Apgar评分：＞7分。

备注：Apgar是肤色（appearance）、心率（pulse）、对刺激的反应（grimace）、肌张力（activity）和呼吸（respiration）五个英文单词的首字母组合。Apgar评分是我国绝大部分医院都采用的对新生儿出生时的器官系统的生理指标和生命素质进行评分的方法。

出生后：

体温：36.5～37.5℃。

呼吸：35～45次/分。

心率：120～160次/分。

体重：一过性体重下降后，稳定增长，30～50克/天。

大便：出生后24小时内开始排墨绿色黏稠状大便，生后3～4天逐渐转为黄色。

小便：出生后24小时内开始排尿，后排尿5～6次/日。

健康的新生儿反应灵敏，全身脏器无畸形；皮肤红润，皮下脂肪丰富；耳郭软骨发育良好，耳舟成形；对声音刺激和光刺激有反应，哭声响亮，吸吮有力，吞咽协调；体重稳定增长；保持宫内屈曲姿势，四肢活动自如；脐部无红肿，无分泌物；男宝宝睾丸降至阴囊内，女宝宝大阴唇覆盖小阴唇。

# 这些状况属于高危新生儿

高危新生儿是指分娩前后存在高危因素的新生儿，包括孕母因素、分娩因素及胎儿因素。

### （1）孕母因素

孕母年龄＞40岁或＜16岁；有慢性疾病如糖尿病、慢性肾脏疾病、心脏疾病、呼吸系统疾病、高血压、贫血、血小板减少症等；羊水过多或过少；妊娠早期或晚期出血；胎膜早破；孕期感染者。

### （2）分娩因素

出生过程存在高危因素如早产或过期产，急产或滞产，胎儿胎位不正，臀位产，羊水被胎粪污染，脐带过长（＞70厘米）或过短（＜30厘米）或被压迫，紧急剖宫产。

### （3）胎儿和新生儿存在高危因素

如多胎，胎儿心率或节律异常，有严重先天畸形，Apgar评分低于7分，新生儿出生时面色苍白或青紫、呼吸异常、低血压、出血等。

这些已发生或可能会发生的危重情况，有危及生命的风险。新生儿身体发育不完善，各个脏器代偿功能差，病情变化快，如未及时发现易延误病情，甚至危及生命，因此，高危新生儿需密切观察和监护。宝爸、宝妈应积极配合医护，加强对高危宝宝的观察和监护，确保宝宝健康成长。

# 新生儿的行为能力有哪些

新生儿出生后就有视觉、听觉、嗅觉、味觉、触觉、习惯形成以及与成人互动的能力，这些被称为新生儿的行为能力。这些能力是宝宝探索世界、接受早期教育的基础和条件。

## （1）视觉

正常新生儿在觉醒状态时，双眼能注视物体，并能追随物体移动的方向，追随物体时眼睛有共轭运动。宝宝出生后一周内的视力一般为 0.01 ～ 0.02，一个月大的婴儿视力为 0.05 ～ 0.1。新生儿的视焦距调节能力较差，最优视焦距为 19 厘米。太近、太远、太小、移动太快的物品宝宝可能看不到，新生儿的视焦距发育至 4 月龄时达成人水平。新生儿对会动的物体、颜色对比强烈的物体感兴趣，宝爸、宝妈在宝宝面前正上方 19 厘米处悬挂玩具或者黑白训练卡，可促进宝宝的视觉发育。新生儿最喜欢看妈妈的脸，宝宝专注看着妈妈的脸时，会特别兴奋。

## （2）听觉

新生儿出生时的听觉发育已经很好了。宝宝在觉醒状态下，宝爸、宝妈在宝宝耳旁柔声呼叫或说话，宝宝会慢慢将头和眼睛转向发声的方向。当然，对于不友好的信号，如声音过高、过于尖锐，宝宝会用头转离声源或大哭表示拒绝。宝爸、宝妈可以给宝宝准备带响声的玩具，让宝宝听声寻物；播放舒缓的音乐或者与宝宝说话交流都可以锻炼宝宝的听觉。

## （3）嗅觉、味觉和触觉

新生儿出生后不久就有嗅觉和味觉能力，生后 5 天时宝宝就能区分自己妈妈和其他大人的味道。新生宝宝的触觉敏感，当宝宝在大哭时，把一只手放在他的腹部，或者双手握住他的小手，宝宝会神奇地安静下来，这说明通过触觉传递让宝宝得到了抚慰，有了安全感。妈妈给新生宝宝抚触以及袋鼠式护理可以促进母子感情，促进宝宝神经系统和肢体功能的发育，增加宝宝的安全感和对外界的认知，有助于宝宝入睡。

## （4）习惯形成

如果连续反复地给予睡眠状态的新生儿光和声刺激，宝宝对这种刺激的反应会减弱，这说明新生儿具备了对刺激的反应，并具备短期记忆和区别两种不同刺激的能力。新生宝宝通过接受各种信号逐渐适应外界环境，形成自己的饮食、睡眠等习惯。

### （5）与成人互动

新生儿已具有和成年人互动的能力，比如宝宝会通过皱眉、哭来吸引家人的注意，使自己的需求得到满足。饿了会哭，大小便不舒适了会皱眉、会哭。宝宝睡饱醒来后会注视、微笑。

# 新生儿的运动发育是怎么样的

0 ~ 3 岁的婴幼儿阶段是儿童发育的关键时期，涉及运动、心理行为（包括认知、语言、注意、记忆、思维、想象）以及情绪的发展。这个时期具有里程碑式的快速发展。

婴幼儿运动发育分为大运动发育、精细运动发育和认知发育。运动发育是婴幼儿能力发展中较早出现的行为，可以作为行为发育评估的指标。

短短 28 天的新生儿期，宝宝有什么样的运动特点呢?

## （1）里程碑式的大运动发育

抬头：俯卧位抬头可维持 1 ~ 2 秒。

翻身：伸展脊柱从侧卧位到仰卧位。

匍匐：俯卧位有反射性匍匐动作，但只是反射性动作，不能实际执行。

站、立：新生儿在直立位可以负重，并出现踏步反射和立足反射。

然而这些不能一概而论，正常的运动发育有个体的差异，大运动发育的进程除了与神经系统的成熟、肌张力协调及其发展有关以外，还与其他社会因素有关。

## （2）精细运动发育

精细运动发育具有过程性，与上肢的正中神经、尺神经、桡神经自上而下的髓鞘化进程关系比较密切，从上臂的粗大活动，逐渐向下发展到手部的精细运动功能。精细运动的发育是需要视觉参与的，眼手要协调。新生儿精细运动是相对苍白的，只有一个原始反射——握持反射，即手握紧拳。

# 刚出生的宝宝也会有情绪吗

感知觉发育从宝宝出生就开始了，宝宝喜欢看人脸和靶心图，所以不要吝啬笑脸，要多和宝宝面对面交流感情。

## （1）新生儿有记忆吗

新生儿的记忆能力主要以无意识记忆为主。研究表明，婴儿3月龄才有短时记忆和长时记忆，且随年龄增长，长时记忆的保持时间逐渐延长。新生儿是没有记忆的，也不会"怕生"。4～6个月的婴儿才能分辨熟悉的人和陌生的人，这种会表现出的"怕生"是在记忆的"再认"基础上发展的情绪反应。

## （2）新生儿会有情绪问题吗

情绪是人对客观事物的态度体验以及一种相应的行为反应，是人的一种天赋属性。新生儿的情绪反映了其社会性需要是否得到满足。一般新生儿会有两种情绪：一种是获得满足和舒适感所体现出的愉快情绪；另一种是饥饿、寒冷、潮湿等状态引起的不愉快情绪。宝爸、宝妈可以根据新生儿的心理特点，更好地和宝宝沟通，培养宝宝的反应能力。

## （3）新生儿怎么表达情绪需求

宝宝出生以后，环境发生显著的变化，不能再从子宫这个自然恒定的环境中主动地获得营养等生理需求，而需要通过母亲或者照看者的喂养以及照料行为而获得。因此，新生宝宝对外界环境变化有很多的不适应，会产生很多消极情绪。这种早期的情绪行为主要与生理需求有关，比如饿了、冷了、热了、痛了，宝宝都会用哭声来表达；对吵闹的噪声、强光等刺激，以及身体受到的束缚，疼痛刺激和纸尿裤上的大小便带来的不适感，宝宝统统用一个行为来表达，那就是"哭"。但是，新生宝宝的哭声传递出来不愉快的情绪比较笼统和模糊，宝爸、宝妈需要学会解读宝宝哭声，才能更好地进行亲子互动。

# 新生儿的皮肤有哪些特点

新生宝宝的皮肤接触环境从宫内的水环境逐渐过渡到宫外含氧、干燥的环境，不断发育，需要约 3 年的时间发育至与成人相同。了解新生儿的皮肤特点是科学护理宝宝的基础。

人类的皮肤从外向内分为表皮层、真皮层和皮下脂肪层，新生宝宝皮肤的表皮层比成人的薄 30%，真皮层发育不完善，皮脂腺少，皮下脂肪少。新生儿皮肤的保温、保湿以及缓冲作用较成人差，易受到损伤和感染。新生儿的体温调节中枢不完善，再加上新生儿体表面积大，保温不当时极易造成体温下降。

新生宝宝出生时皮肤表面呈碱性，出生后一周皮肤表面的酸碱值逐渐下降，出生第一个月时下降到 5.1。普通沐浴产品会对新生儿的皮肤造成损伤，在日常清洁中应选用婴儿专用的清洁用品。

新生宝宝的皮肤处在从宫内到宫外环境的适应和逐步成熟阶段，会有些特殊的生理现象，如刚刚出生的宝宝往往皮肤上覆盖一层灰白色的胎脂；部分宝宝有一过性皮肤黄染、水肿、红斑、粟粒疹等现象。遇到以上情况，宝爸、宝妈不必惊慌，这些多为一过性的现象，数天或数月会自行消退。

# 新生儿的呼吸有哪些特点

呼吸系统由鼻腔、咽、气管、支气管以及肺等组成。宝宝出生后，呼吸系统继续发育直至成熟，绝不是成人的微型版。

随着宝宝的出生，呼吸器官从胎盘转为肺，加之新生宝宝的呼吸系统发育不成熟，此阶段更容易患病。因此，了解新生儿呼吸系统的特点对早期识别疾病及减少育儿焦虑有重要的意义。

新生儿的鼻腔、喉门以及气管支气管狭窄，气道软骨极易变形，气道纤毛运动差，容易充血和被分泌物堵塞呼吸道，导致鼻塞、咽喉梗阻以及肺部感染。新生儿肺泡数量少，出生后持续发育，但刚出生时肺的储备功能不足，容易发生呼吸衰竭。

新生宝宝的呼吸频率快，每分钟呼吸 35~45 次；呼吸节律不规则，有呼吸深浅交替或快慢不均的现象，入睡后更明显。新生宝宝呼吸主要靠膈肌的升降，以腹式呼吸为主而胸廓运动较浅，呼吸时肚子一鼓一瘪。

宝爸、宝妈在护理宝宝过程中，如果发现宝宝呼吸有异常情况（安静时记录 1 分钟呼吸次数，如果 > 60 次 / 分或者 < 30 次 / 分），以及发现宝宝面色难看或发现皮肤青紫，应及时到医院就诊。

# 了解一下新生儿的消化系统

随着新生命的降临，科学喂养也是宝爸、宝妈的必备技能之一。要做到科学喂养，就必须了解宝宝消化系统的特点。

健康足月宝宝的吸吮吞咽能力与生俱来，但是口腔、食管、胃肠道的肌肉较为薄弱，对食物的搅拌、碾磨能力很差，无法摄入固体食物，因而新生宝宝的食物为液体奶类。

新生宝宝消化液分泌少，对淀粉类食物及其他动物乳类的消化能力都是较弱的，但对母乳的蛋白质、脂肪具有较好的消化能力，因而母乳喂养是最适合婴儿的喂养方式。

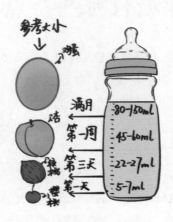

新生儿胃容量参考图

需要注意的是：新生儿的口腔容积小，舌大而厚，口腔黏膜细嫩，血管丰富，唾液分泌少，因此口腔黏膜干燥、易损伤、易感染；新生儿的食管括约肌不随食物的下咽而关闭，胃容量小，且呈水平位，贲门括约肌不发达，幽门括约肌较发达，所以新生儿容易溢奶；新生儿的胃容量小，胃排空时间为 2 ~ 3 个小时，但随着宝宝的生长，胃容量会增加；新生儿的新陈代谢速度快，很容易饥饿，建议采用按需喂养，随年龄增长逐步过渡到顺应性喂养。

胎粪是新生宝宝在妈妈肚子里堆积的杂质，包括宝宝吞咽下的羊水、黏液、胎毛以及消化道的脱落上皮细胞，是一种很黏稠的物质，呈墨绿色。新生儿出生后不久即可排出这种墨绿色胎粪，3 ~ 4 天转为过渡性大便。若宝宝生后 24 小时才排胎粪，需进行检查以排除先天性畸形，如肛门闭锁或巨结肠等疾病。

# 新生儿的循环系统有哪些特点

胎儿通过胎盘和母体连接，完成营养物质和氧气的交换。宝宝被娩出脐带结扎后，随着宝宝建立自己的呼吸，卵圆孔和动脉导管随之关闭，完成了由胎儿循环到新生儿循环的转变。部分宝宝会延迟关闭，动脉导管关闭在生后 6 ~ 8 周，卵圆孔结构的关闭要到 1 岁。新生儿生后 5 天内，体循环和肺循环尚不稳定，在一些疾病状态下，动脉导管可以重新开放。

新生儿血流的分布多集中于躯干和内脏部位，四肢血流量较少。由于血流集中于内脏，故而肝、脾易于触及。对于新生宝宝来说，肋下能触摸到肝脏是正常现象。四肢血流的减少会导致四肢发冷，末梢易出现发绀的情况。

新生儿的脑血流相对稳定，血供优越，随着日龄增长，脑的代谢增加，脑血流也随之增加。脑中的血流分布不均衡，在足月儿的大脑旁矢状区和早产儿的脑室周围白质部位脑血流分布最少，当全身低血压时，容易造成这些部位的缺血性损伤。

正常足月新生儿的心率一般是 120 ~ 140 次 / 分。先天性心脏病是胎儿期心脏及大血管发育异常所致的先天性畸形，是我国发生率极高的出生缺陷疾病，也是新生儿和婴幼儿死亡的主要原因之一。对所有的新生宝宝，在生后

6～72小时进行先天性心脏病筛查，可以早期识别异常，及时采取必要的诊疗措施，降低新生儿和婴幼儿死亡率，同时也可改善患儿预后。

# 新生儿的神经系统有哪些特点

人类神经系统的发育是一个漫长的过程，从胎儿期延续到生后若干年。新生儿脑的生长优先于其他器官，脑的重量占到体重的10%～12%，而成年人脑的重量只占了2%。新生儿的脑细胞数已经达到成人水平，约有140亿个神经细胞，脑沟回数量也已完备，脑沟的深度、脑表面积及脑重量在发育中逐渐增加，脑的髓鞘化延续到生后若干年。正常足月新生儿出生时具备完整的睡眠周期。

新生儿具有完整的视觉传导通路，足月新生儿可有几分钟的注视能力，注视人脸比注视一张白纸的时间要长。

听觉起始于胎儿期，胎龄28周的早产儿仅对噪声有眨眼和惊跳反应。足月儿对声音的反应比较敏感及明确，能够听到距离10～15厘米的声音，并具有声音定向力。新生儿对母亲的声音、铃声以及高调声音比较敏感。

新生儿具有嗅觉和味觉，足月出生5天的宝宝可以识别自己母亲的气味，对不同浓度的糖水表现为不同的吸吮强度。当舌头接触苦味和酸味时，新生宝宝可以表现出皱眉、张口等不悦的动作。

新生儿的运动起始于胎儿运动，运动时身体多个部位参与，按顺序从臂、下肢、颈到躯干。运动的强度、力量和速度高低起伏，并呈渐进性，沿四肢轴线旋转，运动流畅优美，复杂多变。神经系统受损时，新生儿的运动质量受损，出现单调性扭转运动，痉挛同步性动作，不安运动缺乏，这些可以预测后期运动发育异常。

新生儿具备与周围环境和人交往的能力，会注意到面前的人脸，并能对移动的人脸做出注视和追随动作。新生儿会主动地进行人际的互动，甚至能够模仿家人的面部表情。

# 新生儿有哪些动作不教自会

刚出生的宝宝除了自带吃、喝、拉、撒的本领外，其他的本领都要随着年龄的增长慢慢学。事实上，有科学研究表明，新生儿有 5 种自发性的行为是不教自会的。

## （1）握持反射

如果宝宝在觉醒状态下，用手指去触及宝宝的手掌，宝宝会立即握住。

## （2）拥抱反射

在宝宝仰卧位时轻轻拉起宝宝的双手，当宝宝的肩部离开床面而头仍然后垂在床面上时突然松手，正常的新生宝宝会出现两臂外展、伸直，继而内收并向胸前屈曲，类似拥抱的动作。

## （3）觅食反射

在乳头触及宝宝面颊时，正常新生宝宝会立即转过头来，好像在"觅食"一样。

## （4）吸吮反射

将乳头或洗净的手指放在新生儿两唇间或口内，可以引出新生儿的吸吮动作。正常足月的宝宝具有协调的吸吮和吞咽动作。

## （5）自动踏步和放置反应

新生宝宝的躯干在直立位时，使其足底接触检查桌面数次，即可引出自动迈步的动作。如果竖抱起新生宝宝，一手扶住宝宝的一侧下肢，另一下肢自然垂下，使该垂下的下肢足背接触检查桌的边缘，该足有迈上桌面的动作，这就是放置反应。

正常足月的新生宝宝出生时就具有这些反射，一般在出生后 3~4 个月时消失，这些不教自会的动作消失得早或晚可提示脑或神经系统的异常。当宝宝有神经系统疾病如缺氧缺血性脑病、颅内出血等，这些反射可能消失；而脑发育落后时，这些反射可能消失延迟。宝爸、宝妈可以试着测试一下宝宝的这些反应，对早期发现疾病是有益的。

# 注重新生儿营养健康

新生宝宝的到来给家庭带来无限的喜悦，作为父母总是想给宝宝最好的呵护。宝宝自娩出后，不能继续从母体获取营养，需要从外界摄取营养来维持基础代谢与生长发育。新生宝宝处于不断生长的阶段，营养对其至关重要。日常的喂养中，我们不仅需要提供新生宝宝需要的各种营养素，如蛋白质、脂肪、矿物质、维生素、碳水化合物，以及其他有益的成分，以促进其生长发育，也需要预防营养不良及营养过剩。

早期的营养状况对于远期的健康有重要影响，营养不良不仅会导致新生儿抵抗力下降、生长发育缓慢，严重时甚至影响智力的发育。营养过剩不仅导致肥胖，亦会增加儿童糖尿病、高血压和冠心病等患病风险。因此，新生儿营养摄入需要营养素全面、适量而不过剩，这样才能有利于宝宝的健康。

接下来，我们来科学地认识一下新生儿的营养和喂养。

# 什么时候开始给新生儿哺乳

宝妈分娩后多由于疲劳、疼痛、心理因素、角色转换以及传统的错误观念等，导致在首次喂哺时会产生畏难、抵触情绪而无法完成授乳。其实，刚刚出生的宝宝吸吮能力最强，如果分娩顺利，应该在护士擦干宝宝后立即放在妈妈裸露的胸前，和妈妈进行皮肤接触。尽可能让宝宝在生后1小时内开始吸吮妈妈的乳房，完成首次喂哺。

早吸吮可以保证宝宝的第一口食物是妈妈的初乳，为宝宝提供能量、营养以及免疫保护，也可以促进妈妈泌乳成功和产后恢复，是确保母乳喂养的关键。宝妈应有充分的心理准备和信心，在医护的指导下，克服困难，确保宝宝生后早吸吮、早开奶，为母乳喂养开好头，为宝宝提供最营养、最完美的食物。

# 如何选择喂养方式

随着宝宝的出生，宝爸、宝妈会遇到不同的难题，如何选择喂养方式是常见难题之一。正确的喂养方式与宝宝的生长发育密切相关。新生宝宝的喂养方式有母乳喂养、人工喂养以及混合喂养，那么如何选择宝宝的喂养方式呢？

## （1）母乳喂养

母乳喂养是最佳喂养方式。只要母婴双方都能接受，应纯母乳喂养至宝宝6月龄左右，此后继续母乳喂养并添加固体食物，母乳喂养至少持续至1岁。世界卫生组织（WHO）与联合国儿童基金会（UNICEF）倡议，宝宝出生后最初6个月内应纯母乳喂养，母乳喂养应坚持至宝宝2岁甚至以上。

## （2）人工喂养

即配方奶喂养。如果由于各种原因不能母乳喂养，可以根据宝宝月龄、体重及生长发育情况，选择合适的奶粉，进行人工喂养。

### （3）混合喂养

母乳不足或不能按时喂养，在继续坚持母乳喂养的同时，用配方奶补充的喂养方式，称为混合喂养。

# 母乳喂养有哪些优点

母乳喂养是宝宝的最佳喂养方式，可降低母婴患病风险，帮助宝妈产后恢复，也是联系宝妈与宝宝的情感纽带，对改善母婴健康状况具有重要的意义。

为提高母乳喂养率，2021年国家卫生健康委员会等15个部门联合印发了《母乳喂养促进行动计划（2021～2025年）》，该计划中明确提出母乳喂养目标："到2025年，全国6个月内婴儿纯母乳喂养率达到50%以上"。了解母乳喂养的好处，有利于更好地支持母乳喂养。

### （1）母乳喂养对宝宝的好处

- 母乳可满足6月龄内宝宝生长发育的全部营养需求。
- 母乳容易被消化吸收，促进宝宝肠道发育。
- 母乳含有各种免疫成分，可减少宝宝呼吸道感染、腹泻、中耳炎等疾病的发生，降低宝宝过敏性疾病如哮喘、湿疹等的发生风险，预防宝宝未来发生肥胖、高血压、糖尿病等疾病。
- 母乳的成分及亲喂方式促进宝宝大脑和智力发育。
- 强化母婴情感纽带，为宝宝的情商培养奠定基础。

### （2）母乳喂养对妈妈的好处

- 促进子宫收缩，减少产后出血，加快产后恢复。
- 可帮助妈妈消耗孕期累积的脂肪，促进形体恢复。
- 可降低妈妈乳腺癌、卵巢癌发生的风险，也可降低患糖尿病、高血压等慢性疾病的风险。

- 成功的母乳喂养可增强妈妈的自信心，降低产后发生焦虑、抑郁的风险。
- 有利于亲子互动，促进亲子关系。

# 如何正确储存母乳

宝妈重返职场导致母婴分离，加之缺乏母乳收集储存知识，不得不过早停止母乳喂养或者丢弃所剩的母乳，导致缩短母乳喂养的时间。普及母乳储存知识，解答职场妈妈的背奶困惑，有利于坚持母乳喂养，延长母乳喂养时间。那么储存母乳有哪些注意事项呢？

## （1）母乳储存准备工作

准备好吸乳器、备用吸乳配件、储奶瓶/储奶袋、冰包和冰箱，以及制定合理的背奶计划。宝妈要保证休息和健康饮食，维持好心情。

## （2）母乳储存注意事项

母乳的收集储存与母乳的卫生、活性成分的保留密切相关。吸乳前洗净双手，预先消毒食品级储奶容器。为避免浪费，根据宝宝的一顿奶量进行分装母乳。为避免温度波动，建议在冰箱中辟出专用空间单独储存母乳，避免将母乳储存在冰箱门上的储物格内。母乳冷冻后体积膨胀，冷冻乳汁分装量不超过容器体积的 3/4。

**母乳存放时间和温度表**

| 储存位置 | 温 度 | 储存时间 |
|---|---|---|
| 室温 | 16～29℃ | 4 小时 |
| 冰包/冰排 | 15℃左右 | 24 小时 |
| 冷藏室 | 4℃ | 4 天 |
| 冷冻室 | ＜-18℃ | 6～12 个月 |

# 如何将储存的母乳给宝宝食用

储存的母乳需要解冻和加热后才能食用，解冻和加热的方式直接影响母乳的质量。解冻加热不当会造成母乳的生物活性成分丢失，脂肪含量减低，影响宝宝的生长发育。解冻加热过程中如果污染奶汁，会导致宝宝感染，造成比如腹泻、败血症等。

按照采集顺序，有计划地解冻未来24小时需要食用的母乳。提前一晚将储存的母乳从冷冻室移至冷藏室自然解冻，紧急情况时可直接将储存母乳在37℃温水或温奶器中解冻。母乳解冻后需要及时食用，尽量保证母乳室温储存＜4小时，冰箱冷藏＜24小时。解冻后储存超过24小时的母乳必须丢弃，避免再次冷冻。

食用解冻后的母乳前需要温热，可将储奶袋或储奶瓶放入37℃温水中加热，避免水没过瓶盖，温热时间不超过15分钟。温热后的乳汁抑制细菌生长的能力降低，因而加热后的母乳应及时食用，未食用完的母乳放置时间超过2小时应直接丢弃。

# 混合喂养需要注意哪些问题

母亲乳汁分泌不足或无乳汁分泌，或者母亲患有疾病，再或者有些宝宝患有代谢性疾病等原因，不得不在母乳喂养的同时辅以代乳品补充，即混合喂养。

混合喂养的方式分为两种。

第一种为补授法，就是每次喂哺时先让宝宝吃母乳，母乳不足时再补充其他乳品。4月龄内混合喂养的宝宝应首选这种喂养方式，补授法可以保证对乳房的刺激，促进母乳分泌，有利于重新回归纯母乳喂养。

第二种为代授法，即在两次母乳喂养中间加一次代乳品。这种喂养方式的缺点是母乳和代乳品轮换喂养会减少母乳的分泌。对于6月龄以后需要为断奶做准备的宝宝，推荐用这种方式喂养。

混合喂养有以下几条注意事项。

（1）坚持母乳优先原则。

（2）夜间最好喂母乳，夜间宝妈休息时乳汁分泌充足，宝宝夜间需求减少，母乳一般可以满足宝宝的需求。

（3）宝妈白天不能及时喂哺时，应及时将乳汁吸出保存。

（4）避免将母乳和配方奶混合后喂养，配方奶冲配水温较高，会破坏母乳中的免疫成分。

（5）相比瓶喂，亲喂更有利于亲子关系。

# 如何选择合适的配方奶

母乳是新生宝宝最好的食物，然而部分宝宝需要用配方奶喂养，那么如何选择合适的配方奶呢？

选择配方奶需要根据宝宝的月龄、体重、疾病情况以及生长发育情况选择。婴儿配方奶是不能纯母乳喂养时的无奈选择。各种原因不能用纯母乳喂养婴儿时，建议首选适合于宝宝月龄的配方奶喂养，不宜直接用普通液态奶、成人奶粉、蛋白粉、豆奶粉等喂养婴儿。

**配方奶种类及适用人群**

| 配方奶种类 | 适用人群 |
| --- | --- |
| 普通婴儿配方 | 足月新生儿、胎龄 ≥ 34 周和 / 或体重 ≥ 2 千克的早产儿 |
| 早产儿配方奶 | 胎龄 < 34 周、出生体重 < 2 千克的早产儿 |
| 早产儿出院后配方 | 胎龄 ≥ 34 周的早产儿或出院后的早产儿 |
| 水解蛋白 / 氨基酸配方 | 牛奶蛋白过敏的宝宝 |
| 无乳糖 / 低乳糖配方 | 乳糖不耐受的宝宝 |

备注：苯丙酮尿症、半乳糖血症、枫糖尿症、甲基丙二酸尿症、戊二酸血症的代谢性疾病都有各自的专用配方奶；乳糜胸 / 乳糜腹的婴儿需特殊的中链甘油三酯（MCT）含量高的配方。各种专用配方应在专科医师指导下使用。

# 如何正确冲配配方奶粉

## （1）准备工作

- 熟读配方奶粉的说明书，了解冲配方法。
- 冲配奶粉前清洗双手。
- 煮沸水，将奶瓶提前消毒备用。

## （2）冲配方法

- 根据宝宝需要的奶量，将适量的温开水倒入备好的奶瓶中。
- 根据配比加入奶粉，奶粉必须使用附在罐内的专用量勺，先盛满量勺，在奶粉罐边缘刮平，切勿挤压奶粉。
- 将奶嘴、瓶盖等配件套在奶瓶上拧紧，轻轻摇晃奶瓶至奶粉彻底融化。
- 将奶液滴在手腕内侧测试温度，感觉温暖即可喂养，如果奶温过高，可将冲配好奶的奶瓶用流动水冲洗或者盛在冷水容器中降温。

# 冲配奶粉的常见误区

科学冲配奶粉是一件十分重要的事情，冲配不当会导致营养成分丢失、细菌污染，从而影响宝宝的生长发育。那么常见的奶粉冲配误区有哪些呢？

## （1）水温不当

配方奶粉含有丰富的蛋白质、脂肪、碳水化合物、维生素 A、维生素 D 以及钙、铁等微量元素。冲配奶粉的水温 $40℃$ 最佳。水温过高会破坏维生素以及奶粉中的免疫活性物质，影响奶粉中有效成分的活性，使乳清蛋白产生凝块，影响宝宝消化吸收。

## （2）顺序不当

冲配奶粉放置水和奶粉的顺序颠倒，如先加奶粉后加水，容易导致最终奶液的浓度过浓，加重肾脏及胃肠道负担。胃肠道负担过重可引起宝宝消化不良。

### （3）配比不当

每一种配方奶粉都有专有的配比，然而一些宝爸、宝妈会擅自改变配比。配方奶过浓会引起宝宝便秘，对于一些早产儿甚至会引起坏死性小肠结肠炎，严重者危及生命。相反，配方奶过稀会导致宝宝营养摄入不足，生长发育落后。

### （4）用水不当

生活中，我们经常接触到的水有自来水、纯净水和矿泉水，那么冲配奶粉用哪种水合适呢？自来水中含有人体需要的微量元素；纯净水是酸性水，经过蒸馏法、电渗析法等技术加工而成，在去除细菌等有害物质的同时，也去除了对身体有益的有机物、矿物质，长期饮用会破坏身体的酸碱平衡；矿泉水在特定的地质形成，含有丰富的微量元素和矿物质，饮用后微量元素吸收率高，但微量元素吸收过多也会对宝宝造成伤害。使用纯净水或者矿泉水冲配奶粉都是错误的做法，会影响宝宝对矿物质的吸收，导致营养素的不足或过多，造成宝宝消化不良或便秘。

### （5）混匀方法不当

奶粉冲配后，需要轻轻进行摇晃帮助奶粉混合。如果过度摇晃，会产生很多气泡，宝宝饮用后会出现打嗝、溢奶等症状。摇晃奶瓶的速度不宜太快，以不产生气泡为宜。若产生气泡，应静置至气泡消失后再给宝宝饮用。

## 哪些新生宝宝需要特殊配方奶粉

按照《食品安全国家标准特殊医学用途婴儿配方食品通则》的标准，中国市场常见的特殊医学用途配方奶粉主要有 6 类，包括无乳糖或低乳糖配方、乳蛋白部分水解配方（适度水解蛋白奶粉 / 深度水解蛋白奶粉）、氨基酸配方、早产或低出生体重婴儿配方、母乳营养补充剂，以及先天性氨基酸代谢障碍配方。

（1）牛奶蛋白过敏的宝宝可选择乳蛋白水解配方或氨基酸配方奶粉。

（2）乳糖不耐受的腹泻宝宝可选择低乳糖或无乳糖配方奶粉。

（3）营养需求量大的早产儿可选择早产或低出生体重婴儿配方奶粉、母乳营养补充剂。

（4）氨基酸代谢障碍的苯丙酮尿症（PKU）宝宝可选择氨基酸代谢障碍配方奶粉。

# 早产宝宝需要喝多久早产儿奶粉

早产宝宝需要喝早产儿奶粉多长时间主要视宝宝的情况来定。一般来说，当早产宝宝的体重追赶上同月龄（是实际月龄而不是纠正月龄）的足月宝宝时，就可以改为普通的一段奶粉了。

那接下来的问题是，多少体重才算是追赶上了呢？目前国内学者的推荐是各项生长指标（体重、身长、头围）达到足月宝宝第 25 百分位就可以转换成普通奶粉了。一般来说，喝早产奶足 52 周，宝宝的体重满 5 千克左右就差不多了。

不过具体问题要具体分析，建议咨询医生，医生会根据宝宝的生长情况建议是否换普通奶粉。

# 如何判断新生宝宝是否吃饱了

新生宝宝一次喂哺需要多长时间？喂哺多少量？喝奶后宝宝还是哭闹，是没吃饱吗？这些问题让宝爸、宝妈措手不及。新生宝宝母乳喂养一次多长时间不能一概而论，需要根据宝宝的具体情况来分析，以宝宝是否吃饱为标准来衡量。宝宝是否吃饱了可以通过观察宝宝的情绪、大小便及生长发育来判断。

### （1）新生宝宝是否吃饱的判断条件

- 哺乳 8～12 次 / 天。
- 宝宝吃完后表情看起来很满足。
- 出生 4 天后，宝宝排便 3～4 次 / 天；第 5 天时胎粪排尽，转为黄色便。
- 第 5 天后至少 5 次小便 / 天。
- 生后 10～14 天恢复出生体重。
- 体重开始恢复后，每周增长 150～240 克。

### （2）新生宝宝出现以下情况需要进一步评估喂养情况

- 第 1～2 天睡眠持续超过 4～6 小时，应唤醒喂奶。
- 哺乳时间特别短或特别长。
- 宝宝含接乳头浅或宝妈感到乳头疼痛。
- 14 天后体重未恢复或者体重增长不足 150 克 / 周。
- 宝宝大便较少。
- 纸尿裤上有红棕色晶体。

# 人工喂养的宝宝如何转奶

新生宝宝的胃肠道发育不成熟，喂养过程中容易出现喂养不耐受的问题，例如宝宝呕吐、腹泻、皮疹、体重不增等，宝爸、宝妈需要更换奶粉，寻找一种适合宝宝的奶粉。部分宝爸、宝妈过分焦虑，担心奶粉选择不当导致宝宝生长发育迟滞，频繁地更换奶粉，这显然是不可科学的。那么什么情况需要更换奶粉？更换奶粉有哪些注意事项？

### （1）生长发育需要

随着宝宝体重增长，月龄增大，需要更换不同的奶粉，如早产宝宝，体重发育正常，矫正胎龄＞34 周，体重达到 2 500 克的时候，经评估考虑可以换为普通奶粉。

### （2）体重增长异常

在随访新生宝宝体重的过程中，若发现宝宝的体重增长过快或增长过慢，偏离生长曲线，建议及时就医，排除人为喂养不当的原因，在医生指导下更换奶粉。

### （3）宝宝合并有其他疾病的需要

如果宝宝患有某种疾病如苯丙酮尿症、甲基丙二酸尿症、牛奶蛋白过敏等，需要更换特殊配方奶粉，建议在医生指导下选择奶粉。

### （4）转奶时注意事项

除疾病外需要更换奶粉，若需要在宝宝健康状态良好时转奶，尽量避开预防接种时间点前后，遵循循序渐进的原则，避免频繁更换奶粉。

## 新生宝宝应按需喂养还是按时喂养

新生宝宝的喂养应顺应宝宝胃肠道成熟和生长发育过程，从按需喂养模式到规律喂养模式递进。判断宝宝是否饥饿是按需喂养的基础，饥饿引起哭闹时应及时喂哺，不要强求喂奶次数和时间。每天喂奶的次数可能在8次以上，生后最初会在10次以上，特别是3月龄之内的宝宝。

随着宝宝的生长，应逐渐减少喂奶次数。生后2～4周，宝宝就基本建立了自己的进食规律，家长应该明确感知其进食规律的时间信息。

## 哪些宝妈不建议母乳喂养

对于新生宝宝来说，母乳虽然是最好的、最天然的食物，但宝妈有以下情况时不建议进行母乳喂养。

（1）患有活动性结核或艾滋病。

（2）处于巨细胞病毒感染治疗中。

（3）在产前 5 天或产后 48 小时内感染水痘。

（4）患有急性期或慢性肝功能损害，服药治疗中。

（5）正在接受放射性同位素诊断或治疗。

（6）有严重心脏、肾脏、肝脏疾病、高血压及糖尿病伴有重要器官功能损害，严重精神病，反复发作癫痫。

（7）正在接受抗代谢药物、化学药物及少数会在母乳内排泄的药物的治疗期间。

（8）药物成瘾（孕期曾使用违禁药品，分娩前 90 天内未使用违禁药品或产时毒物筛查阴性者，可以母乳喂养）。

# 哺乳常见问题与处理

新生儿哺乳的问题是最为常见的问题，熟悉这些问题的处理方法，不仅可以更好地照顾好宝宝，也可以减少妈妈焦虑的情绪。

### （1）如何应对新生宝宝溢奶

喂奶间歇或喂奶后宜将宝宝头靠在家长的肩上竖直抱起，轻拍背部，可帮助宝宝排出吞入的空气而预防溢奶。宝宝睡眠时宜右侧卧位，可预防宝宝睡眠时溢奶而致窒息。必要时可减少摄入奶量 20～30 毫升。若尝试以上方法后，宝宝溢奶的症状无改善或体重增长不良，应及时就医。

### （2）宝宝可以使用安抚奶嘴吗

1 月龄以内的新生宝宝使用安抚奶嘴会影响母乳喂养习惯的建立，并导致过早断母乳，因而不建议使用。若之后使用安抚奶嘴，需避免奶嘴使用和入睡行为之间建立不良条件反射。如宝宝夜间醒来后依赖奶嘴重新入睡，会影响良好睡眠习惯的养成，导致频繁夜醒。更不建议在安抚奶嘴上涂抹糖浆或蜂蜜等以安抚宝宝。

### （3）宝宝边吃边睡可取吗

初生的宝宝睡眠时间占比高，且昼夜节律尚未很好地建立，因此大多会有边吃边睡的习惯。但是大多数宝宝在3月龄时已经可以建立较为固定的昼夜规律，无论是母乳喂养还是配方奶喂养的宝宝都应避免边睡边吃，喂奶的过程应是亲子互动的机会。日常喂哺可以适当提前喂奶时间，在宝宝较为清醒的状态下喂奶，待喂奶结束宝宝出现思睡信号（揉眼睛、打哈欠等）但尚未睡着情况下，将其放在床上，培养其独立入睡的习惯。另外，宝宝边睡边吸奶还易发生窒息，也不利于口腔保健。

### （4）宝妈用药、吸烟、饮酒后可以喂哺宝宝吗

宝妈在服用大多数药物时，并不影响其继续母乳喂养宝宝。宝妈服用化疗药物、他汀类药物、镇静类药物、抗癫痫药物等，建议暂不母乳喂养，暂停多久详见各种药物说明书。宝妈应戒烟，吸烟会增加宝宝呼吸道过敏以及婴儿猝死综合征发生的危险，同时也影响乳汁分泌，致宝宝体重增加不良；宝妈应戒酒以及含有酒精的饮料，酒精会降低宝妈对吸吮引发的射乳反射的敏感性，使泌乳下降，也会对宝宝的运动发育产生不良影响。如果宝妈要摄入含咖啡因的饮品（如咖啡、茶及咖啡因类饮料），应限制在每天2杯以内。

# 如何正确使用母乳强化剂

母乳虽然是对宝宝最好的食物，但是随着泌乳时间的延长，母乳中一些营养素的水平下降，不能完全满足早产儿的生长发育需求，可引起宝宝生长发育迟缓。

母乳强化剂又称作母乳营养补充剂，包含蛋白质、碳水化合物、矿物质（钙、磷、铁、锌、锰、镁、铜）、微量元素以及维生素和电解质等多种营养素的一种营养增强剂，可以使宝宝得到足够的营养，从而促进宝宝的身体快速发育，实现追赶生长，达到正常婴儿身体各项指标。家属需要注意的是母乳强化剂的使用剂量，使用多长时间和停止时间均需有专业医师指导。

出生体重＜1 500克或出生体重＜2 000克且胎龄＜35周的婴儿需要使

用母乳强化剂。宝宝服用母乳的量为50～100毫升/千克·天时，可开始加用母乳强化剂。

母乳强化剂的添加剂量要准确，需要现配现用，必须加入母乳中使用，添加时需清洁操作。母乳强化剂的使用过程中需要监测宝宝的生长发育和生化指标。

# 如何选择奶瓶和奶嘴

喂养宝宝的最佳方式是母亲亲喂，但遇到需要配方奶喂养或者母亲存在乳头皲裂或患病情况不适合亲喂时，需要借助于瓶喂。那么如何选择合适的奶瓶和奶嘴呢？

选择玻璃或聚丙烯塑料材质，不含双酚A的奶瓶；透明瓶身，能看到瓶内的状况，瓶身的刻度清晰；瓶身图案的颜色要无害且不易脱落；要易于清洗、大小适中。

奶嘴的大小须配合宝宝的年龄，新生宝宝选用小号。奶嘴的材质分为乳胶和硅胶，硅胶奶嘴无毒、环保，较坚硬耐用，不易变形。奶嘴的形状有圆形和扁圆形，扁圆形是仿照吸吮时乳头变形的形状设计的，可以让混合喂养的宝宝避免乳头混淆。

奶嘴的孔形分为圆孔形、Y字孔形、十字孔形等。圆孔形的奶嘴会自动流出奶液，宝宝吸吮不费劲，适合不能主动控制流速的小月龄宝宝。4个月以上的宝宝可以更换为Y字孔形奶嘴，6个月以上的宝宝可以选用十字孔形奶嘴。

# 如何选择合适的喂哺姿势

正确的喂哺姿势是母乳喂养成功的关键之一，既可以使宝妈身体舒适，也可以使宝宝获得有效的吸吮，帮宝妈和宝宝之间建立良好的喂养默契。宝妈可以结合实际情况选择合适的喂哺姿势进行喂哺。

### （1）摇篮式

宝妈用手臂的肘关节内侧支撑宝宝的头，使宝宝的腹部紧贴住宝妈的身体，用另一只手支撑着乳房，将乳房托出，哺乳的效果会更好。这是最简便易学的姿势，也是多数宝妈最常用的姿势。

### （2）交叉摇篮式

与摇篮式的位置一样，但这一次用对侧的手臂，可以用手来支撑宝宝头部，用前臂支撑身体，便于控制宝宝头部的方向，尤其对于早产儿或叼牢乳头有困难的宝宝尤其有效。

### （3）侧卧式

宝妈可以在床上侧卧，让宝宝的脸朝向自己，将宝宝的头枕在臂弯上，使宝宝的嘴和乳头保持水平，用枕头支撑住后背。侧卧式可以避免压迫宝妈剖宫产伤口，便于宝妈休息，有利于宝宝对乳头的含接。

### （4）橄榄球式

将宝宝放在宝妈身体的一侧，用同侧前臂支撑宝宝的头，用手扶住宝宝的颈部及头部，另外一只手托住乳房，利于观察宝宝是否已经含住乳头，以便形成有效哺乳。同时，这个姿势对伤口的压力很小，比较适合剖宫产的宝妈。乳房较大，乳头凹陷或乳头扁平的宝妈可以采用。

### （5）靠背式

宝妈斜靠在沙发、床或躺椅上，让宝宝趴在身上，宝妈用双手护着宝宝即可。

### （6）直立式

让宝宝坐直，跨坐在宝妈的腿上，宝妈用同侧手臂扶好宝宝，另一只手托着乳房，形成有效的哺乳姿势。这个姿势适合用于唇腭裂的宝宝。

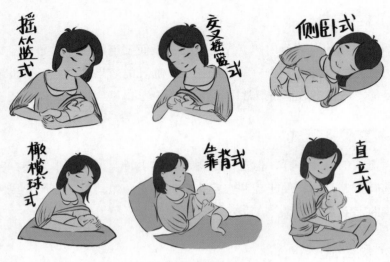

不同的喂哺姿势

# 喂哺技巧有哪些

宝妈要保证母乳喂养顺利，需要掌握哪些技巧呢？

## （1）嘴乳衔接技巧

宝妈可以用乳头轻抚宝宝的嘴唇、将乳汁涂在宝宝唇部等方法引导宝宝张开小嘴衔接乳头，嘴乳衔接良好时宝宝的嘴唇向外凸出（就像鱼嘴一样）。随着强有力的吸吮，可听到有节律的吞咽声，宝妈会有乳汁从乳头流出的感觉。宝妈可以拉开宝宝下唇检查宝宝是否在吸吮下唇和舌头，如果发现宝宝在吸吮下唇或舌头，应用手指终止吸吮，并移开乳头，重新引导宝宝衔接乳头。

## （2）给宝宝留点呼吸的空间

宝宝衔接乳头后，如果乳房堵住宝宝的鼻孔，宝妈需要用手指轻轻地向下压迫乳房，让宝宝呼吸畅通，轻轻抬高宝宝的脑袋也能提供一点呼吸的空间。

### （3）巧妙终止吸吮

部分宝宝喝奶完毕仍不肯松开小嘴，强行分开嘴乳会导致乳头损伤。宝妈可以先将手指小心地插入宝宝口内，让少量空气进入，终止宝宝吸吮，并迅速敏捷地将手指放入宝宝上、下牙槽突龈缘组织之间直到宝宝松开为止。

# 新生宝宝"饥饿"信号有哪些

宝爸、宝妈有没有遇到宝宝哭闹明显，但喂哺时又不吃，难以安抚的情况？其实，识别早期饥饿信号、及时应答是帮宝宝建立良好进食习惯的关键。新生宝宝可用不同表情及动作表达需求（如下图所示）。早期饥饿时可以出现觅食反射、吸吮动作或双手舞动；如果宝宝的需求不能得到及时应答，宝宝会出现把手放入嘴里吸吮、做鬼脸、烦躁等；大声哭吵是宝宝饥饿的最后信

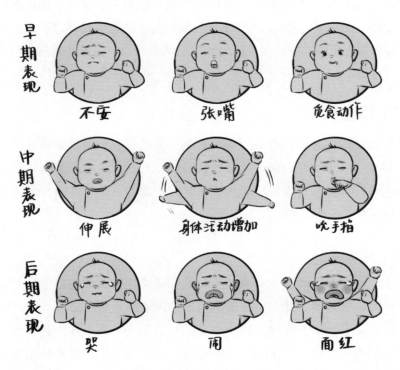

婴儿饥饿不同阶段的表情及动作

号。宝爸、宝妈应该注意观察宝宝的早期饥饿信号，避免其哭闹后再喂哺，这会增加喂哺的困难，尤其是母乳喂养的宝宝，哭吵会影响含吸母亲乳头。宝宝停止吸吮、张嘴、头转开等往往代表出现饱腹感，不要再强迫进食。

# 需要额外补充哪些营养元素

新生宝宝的营养来源以母乳及各种配方奶为主，除蛋白质、脂肪、碳水化合物、矿物质外，还需要维生素和微量元素等营养物质。母乳是新生宝宝天然的食物，但是母乳中维生素 A、维生素 D、维生素 K、铁的含量低，因此新生儿需要额外补充。

## （1）维生素 A

维生素 A 可维持上皮组织、黏膜层的完整性和功能健全；构成视觉细胞内的感光物质（视紫红质），维持正常视觉过程；促进生长发育和维护生理功能；维持和促进免疫功能；促进体内铁的吸收和利用；促进造血器官功能及骨骼发育和健康。

## （2）维生素 D

维生素 D 的生理作用有促进肠道对钙、磷的吸收，激发肠道黏膜转运钙和磷，调节钙、磷代谢，促进牙齿和骨骼的生长发育；动员骨骼钙，促进肾脏对钙、磷的重吸收，维持血浆钙、磷浓度的稳态；参与体内很多物质代谢过程，与多种疾病的发生、发展有关。

## （3）维生素 K

新生宝宝的维生素 K 主要来源于母乳和肠道正常菌群的建立，然而母乳中维生素 K 的含量低，新生宝宝的肠道菌群需要随着喂养逐步建立。因而新生宝宝容易发生维生素 K 缺乏性出血症，可表现为突发出血，包括皮肤、消化道以及颅内等出血。20 世纪 60 年代始，新生儿出生后常规使用维生素 K 预防，该病的发生率明显下降。

# 如何补充维生素 A

宝宝出生时，维生素 A 的储存水平低，处于生理性的"耗竭"状态，维生素 A 的主要来源是母乳。宝妈的营养状态良好，哺乳期可获得充足的维生素 A；如果母亲的营养状态不佳，母乳喂养的宝宝体内维生素 A 会更加"耗竭"，使得宝宝患感染性疾病的风险增加，进一步加重维生素 A 缺乏。那么如何为新生宝宝补充维生素 A 呢？

足月宝宝生后第二个月补充维生素 AD 合剂（每个胶囊含维生素 A 1 500 单位，维生素 D 500 单位）。随着宝宝的增长，半年后如果添加鸡蛋或动物类食物等辅食顺利，添加了配方奶，可不用再补充。

早产儿补充维生素 A 可降低呼吸道疾病的发生率。因此，早产儿在住院期间从一月龄开始每日补充维生素 AD 合剂；对于母乳喂养的早产儿，母乳强化剂中可提供每日 1 240 国际单位的维生素 A（按照奶量 400 毫升 / 天），加上母乳中的含量，足够早产儿的需要量。出院后由于喂养方式的变化和停用母乳强化剂，建议参照足月儿补充一个月的维生素 AD 合剂。

# 如何补充维生素 D

母乳中维生素 D 的含量非常低，一天分泌乳汁中所含维生素 D 的量不到 100 国际单位，很难满足宝宝的需要，所以纯母乳喂养的宝宝需要额外补充维生素 D。

而配方奶喂养的宝宝，因为不同配方奶粉的维生素 D 含量不同，所以需要结合配方奶粉成分表和宝宝的实际进食量综合判断维生素 D 摄入量是否充足。

足月儿维生素 D 推荐剂量是 400 国际单位 / 天。早产儿维生素 D 推荐剂量为 800 ~ 1 000 国际单位 / 天，3 个月后改为 400 国际单位 / 天。

# 哪些新生宝宝需要补充铁剂

铁元素是一种人体不可缺少的微量元素，具有补血、提高免疫力、促进智力及皮肤的发育等作用。尽管母乳中铁含量低，但其生物利用度明显高于配方奶。哪些新生宝宝需要补充铁剂呢？

（1）早产的宝宝，因为胎儿大部分的铁元素是在孕期最后三个月从母亲那里获得的。

（2）出生体重低于3千克的宝宝（无论是足月还是早产儿），出生时体内的铁储量往往会低于标准值，所以需要更早补铁。

（3）患有糖尿病的母亲所生的宝宝。

（4）在出生后的第一年里用牛奶喂养，而不是母乳或富含铁的配方奶喂养的宝宝。

早产宝宝应补充元素铁2毫克/千克·天，直至纠正胎龄12月；贫血和其他情况需根据宝宝的情况给予补充合适的剂量，应在医生建议下使用。

# 如何评价新生宝宝的营养状况

新生宝宝出生后需要定期监测生长发育的情况，宝爸、宝妈可以通过以下的方法进行评估。

## （1）喂养状况评价

可通过记录宝宝每天乳类摄入量、进食频率、时间、营养素的补充以及大小便等情况评估喂养状态。生后前几周判断母乳喂养是否充足可以通过记录宝宝大小便情况评估，如宝宝尿湿的纸尿裤数量，母乳摄入充足的宝宝每日可尿湿6～8块纸尿裤。早期宝宝的大便次数差异较大，有些宝宝每次换纸尿裤时都有，也有些宝宝2～3天一次大便。出生后6周龄至3月龄，宝宝大便的次数开始减少。

### （2）出生后体重评价

新生宝宝出生后通常有一个生理性体重下降期，在生后 1 周内体重下降 6%～9%，到生后第 7～10 日恢复到出生时的体重。随着宝宝的月龄增长，体重开始平稳增长，每日增长 30～50 克。宝宝生后 1 周体重下降超过出生体重 10%、体重增长缓慢或过快，均会威胁到宝宝的健康。若宝爸、宝妈发现这些问题，需要及时就医，进一步查找原因。

### （3）应用生长曲线进行营养状态评价

通过使用生长曲线进行营养状态评估，并将每月测量的结果标注在生长曲线图上，通过与同年龄、同性别宝宝生长数据比较来评估宝宝的营养状况。足月儿参照中国 0～3 岁身长及体重百分位曲线图，早产儿参照 Fenton 曲线。如果生长曲线上相关测量值小于第 3 百分位数或者大于第 97 百分位数，或与前次评估相比指标上升或下滑跨 2 条主要百分位曲线，需引起重视，建议及时就医。

# 中国九城市0～3岁儿童生长百分位曲线图

女孩

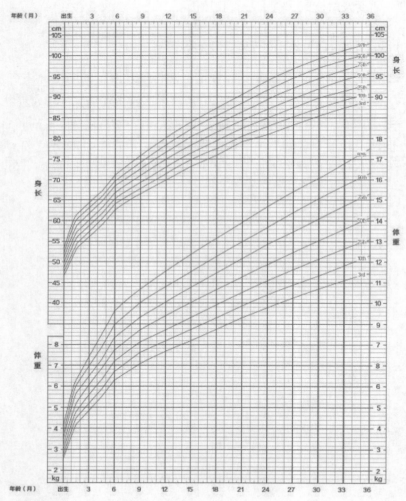

# 中国九城市0~3岁儿童生长百分位曲线图

男孩

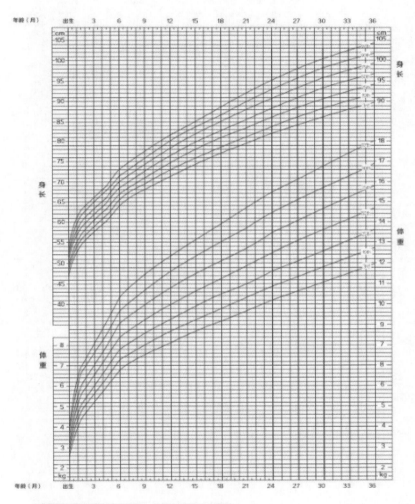

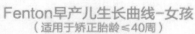

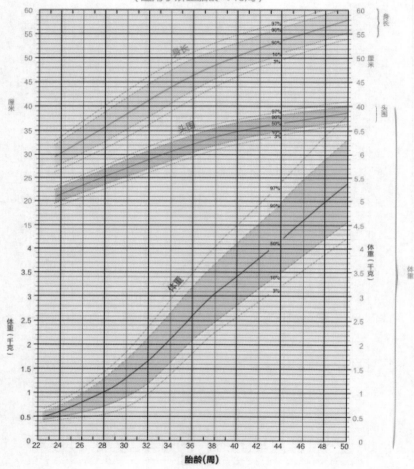

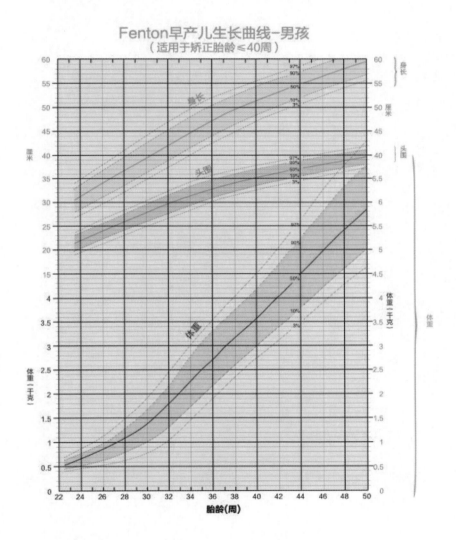

Fenton早产儿生长曲线-男孩
（适用于矫正胎龄≤40周）

## Behavioral Psychology 行为心理

# 新生宝宝的反应和能力有什么含义

一个新生命的诞生给整个家庭带来无限的幸福与欢乐，宝宝的一颦一笑、一哭一闹、一举一动都牵动着父母的心。新手爸妈常常因为搞不清宝宝究竟有什么需求而惊慌失措或者束手无策。

新生宝宝出生后就具备了对环境中一些刺激做出适当反应的能力，这是先天的、有组织的行为模式，所以新生宝宝天生就具备表达自己喜好或感觉的能力。只要宝爸、宝妈细心观察宝宝，就可准确地了解宝宝的心理需求，适时地给予宝宝最贴心的照料。那么宝宝发出的各种"信号"具体代表什么意思？让我们逐个分析一下。

# 新生儿行为心理是什么

　　成熟的大脑是心理活动的基础。在孕3～4周，胎儿的神经系统开始形成；在孕2个月左右，能够观察到胎儿清晰的大脑沟回轮廓；孕6个月左右时，胎儿的大脑表面出现沟回，并且能够显示出大脑皮层的基本层次；在孕7个月左右，胎儿大脑中枢运动功能神经发育较为完善，此时，胎儿具有思维和记忆的能力；在怀孕8个月左右，胎儿大脑表面的脑沟回基本形成。

　　一个健康足月新生儿的神经细胞数目已达成人水平，正常的脑沟回全部具备，但脑沟仍浅于成人。新生儿已建立了神经元间的突触联系，视、听等主要的神经传导通路已经存在，这些条件使新生儿具备特有的中枢神经系统生理功能，条件反射是新生儿在生活事件中学会的反射，条件反射的出现是儿童心理发展的标志。

# 新生儿有哪些心理特点及行为表现

　　人的心理是客观世界在人脑中的主观映象，脑是心理器官，客观现实是产生心理的源泉。新生儿具备心理器官——脑，并接受来自外界的各种刺激而产生心理现象，包括如感觉、知觉、模式识别、记忆思维、想象、情绪意志以及能力气质等。那么新生宝宝的心理特点及行为表现有哪些呢？

## （1）感觉和记忆功能

　　新生宝宝的视、听、嗅、触摸等感觉器官在子宫内已经发育成形，并具备了对外界刺激反应的神经通路。宝宝出生24个小时后就有触觉反应、听觉反应。声响会引起宝宝眨眼，宝宝会向着声源的方向转动身体。宝宝在出生第2天就有味觉功能，出生4天后视觉距离为15～20厘米，并记住母亲的模样。新生宝宝对热和冷的感觉特别敏感，甚至高于痛觉，嗅觉也很发达。

## （2）情绪反应

新生宝宝已有情绪反应，情绪的状态主要取决于需要满足的情况和身体的健康状况。吃饱睡足的新生宝宝一般有愉快和肯定的情绪，相反，当宝宝饥饿、瞌睡或身体不适时就会哭闹，受到突然的刺激则产生恐惧、害怕、不安的否定情绪。

## （3）新生儿的气质

气质是个性心理特征的最初表现，是先天遗传得来的，它对以后个性的发展有着重要的影响。新生宝宝存在着三种明显的气质类型。

- 温顺型（易护理型，60%）：普遍，女宝宝居多，此型宝宝的饮食、睡眠有规则，易适应新的时间表、食物和人，遇到新的东西也不退缩。
- 迟钝型（反应慢型，6%）：少数，遇到新情况总要退缩，总带有消极的情绪，表现出低的活动水平。
- 不稳定型（难对付型，6.7%）：此型宝宝的睡眠和饮食习惯相当不规则。很久才能适应新的环境，心境相当消极，容易表现出情绪波动和紧张。
- 混合型（27.3%）：表现为各种气质的混合型气质，此型多见。

# 新生儿心理护理要点有哪些

新生宝宝不会说话，其行为表现是与我们交流的唯一方式，宝爸、宝妈可通过观察行为表现判断宝宝的心理需求和健康状况。新生宝宝的心理护理需要注意哪些要点呢？

## （1）正确包裹方法

将宝宝置于松软的婴儿床上，选择棉布料的被褥，给宝宝充分活动的余地。摒弃传统包裹方法，如果用小包被将宝宝包起来，甚至把手脚都放得直直的捆扎起来，会使他们的感觉、运动受到很大的限制，进而限制大脑的发育。

### （2）更换体位

采用多种睡眠姿势，包括仰卧、侧卧及俯卧，并在各个侧面装饰一些色彩鲜艳的玩具。这样既能让宝宝开阔视野，促进视觉发育，又能锻炼宝宝翻身、抬颈的活动，促进新生儿大脑的发育。避免长期使用一种睡姿，会影响宝宝的视野、头颅外形、转头以及翻身的运动发育，甚至影响其小脑发育。

### （3）早接触、早吸吮

新生宝宝脱离母体到外界的环境后，由于缺乏母体子宫的保护，新生宝宝很容易缺乏安全感。早接触、早吸吮是指产后1小时内将新生宝宝与母亲接触，让新生宝宝吸吮母亲的乳头，使宝宝的安全感得到满足，对其今后的身心发育也有极大的益处。

### （4）抚触护理

新生宝宝出生后脑部快速发育，为宝宝实施头面部抚触护理可为宝宝提供接触性的信号，对脑部神经组织的发育起到良性刺激，宝宝会获得极大的舒适感，减轻其对外界环境的抵触，从而降低焦虑、不安等不适反应的发生率，新生宝宝能够获得心理和生理上的双重满足。

### （5）剖析宝宝的情绪变化

新生宝宝的哭声反映着不同的要求和心情，根据宝宝的哭声给予相应的应答。

## 如何解读新生儿哭声

新生宝宝不会说话，哭是主要的交流方式，不同的哭声意味着不同的需求及健康状态。宝爸、宝妈可以通过观察宝宝的哭声了解其心理需求和健康状态，那么新生宝宝的哭声包含了哪些信息呢？

正常新生儿一天的睡眠时间为 17 ~ 20 小时，安静清醒 2 ~ 3 小时，清醒活动 1 ~ 2 小时，哭约 1 小时。新生宝宝的正常哭声表现为哭声洪亮、清晰、有回音，伴随大声啼哭，宝宝会不断吸气。这样的哭泣运动增加了宝宝的肺活量，加强了全身的血液循环，促进身体代谢，有利于生长发育。

宝宝的哭声是觅食、求抱、反抗等的信号，宝爸、宝妈应准确解读需求，给以正确应答。

（1）觅食性哭声的声调与运动性哭声较接近，哭声急，节奏较紧密。当宝妈用乳头或手指触及宝宝的嘴角时，宝宝头部立即转向乳头或手指侧，口唇作吸吮动作，哭声随即停止。

（2）求抱性哭声缓和，断断续续，得到满足时，哭声立即停止，未被抱起时，则逐渐提高哭声，且变为连续性。

（3）反抗性哭声一般由于宝宝不适导致，比如环境过冷、过热或者纸尿裤过湿等引起。哭声呈间歇性，不太响亮。不适被及时解除后哭声停止，未能及时解除则哭声增大，变为连续性。

（4）病理性哭闹提示宝宝有健康问题，需要及时就医。

- 哭声高尖，无回声，哭声起止比较快，多见于宫内窘迫、新生儿窒息等致使颅内压增高的宝宝。
- 哭声微弱、面色苍灰，多提示宝宝心肺功能不全，病情危重。
- 宝宝安静或喝奶时，突发哭叫或哭声突然中断，伴有面色青紫、呕吐，可能是呼吸道堵塞的表现，尽快清理呼吸道黏液和奶液，直至宝宝恢复面色红润，哭声响亮、清晰。
- 宝宝不哭、不吃，需要严密观察，积极就医。

# 新生儿生活行为模式是什么样的

新生宝宝遵循"睡眠—觉醒活动—啼哭"稳定的生活模式，正常的足月新生儿存在安静睡眠、活动睡眠、瞌睡状态、安静觉醒、活动觉醒以及哭闹 6 种生理状态。

### （1）安静睡眠

深睡眠状态即宝宝处于完全安静的休息状态，闭眼，呼吸平稳。

### （2）活动睡眠

浅睡眠状态中宝宝有眼球、眼睑活动，有时有咀嚼和吸吮动作，可有呼吸不规则。

### （3）瞌睡状态

介于睡和醒之间的状态，一般出现在刚醒或入睡前，此时宝宝反应迟钝。

### （4）安静觉醒

处于此状态的新生儿活动度少，视听较专注，容易出现对人脸的注意和对声音的反应。新生儿生后即有安静觉醒状态，可持续40分钟，宝宝会观察周围的事物，与人交往，完成学习和记忆，适应环境。

### （5）活动觉醒

此状态时宝宝有明显的活动，包括面部肌肉、眼和四肢的活动，多发生于喝奶前或烦躁时，四肢活动增加，具有目的性。

### （6）哭闹

伴有四肢有力的活动。新生儿哭闹是传递信息的主要手段，由生理需求引发，诸如饥饿、求抱等。

# 新生儿行为观察是什么

新生儿行为观察（NBO）是由 J. Kevin Nugent 等学者提出的一种简化的新生儿行为观测方法。NBO 可促进亲子关系。加强父母和医务人员的联系，可帮助宝爸、宝妈了解宝宝的独特性和脆弱性，学会满足宝宝发展需要的反应方式。新生儿行为观察包括 5 个方面和 18 个项目。

### 新生儿行为观察系统（NBO）记录单

婴儿姓名＿＿＿＿＿＿＿＿＿性别＿＿＿＿＿出生日期＿＿＿＿＿＿＿＿＿
观察日期＿＿＿＿＿胎龄＿＿＿＿出生体重＿＿＿＿＿喂养方式＿＿＿＿＿
APGAR 评分＿＿＿＿＿＿＿＿＿＿＿＿孕＿＿＿＿产＿＿＿＿＿
家庭住址＿＿＿＿＿＿＿＿＿＿＿＿＿＿家长操作者＿＿＿＿＿＿＿＿

| 婴儿行为 | 观察记录 | | | 预期指导内容 |
|---|---|---|---|---|
| | 3 | 2 | 1 | |
| 1. 对光习惯化（手电筒） | 容易 | 有些困难 | 很困难 | 睡眠模式 |
| 2. 对声音习惯化（摇响器） | 容易 | 有些困难 | 很困难 | 睡眠保护 |
| 3. 肌张力（上下肢） | 有力 | 一般 | 很高 / 很低 | 肌张力 |
| 4. 觅食 | 明显 | 中等明显 | 弱 | 喂养提示 |
| 5. 吸吮 | 有力 | 中等有力 | 弱 | 喂养提示 |
| 6. 手抓握 | 有力 | 中等有力 | 弱 | 抚触 |
| 7. 颈肩肌张力（拉坐） | 良好 | 一般 | 弱 | 肌张力 |
| 8. 爬行反应 | 良好 | 中等 | 弱 | 睡眠体位和安全 |
| 9. 对人脸和人声的反应 | 反应灵敏 | 反应中等 | 无反应 | 社会交往 |
| 10. 看人脸反应 | 反应灵敏 | 反应中等 | 无反应 | 视 |
| 11. 转向 / 定位人声 | 反应灵敏 | 反应中等 | 无反应 | 听人声 |
| 12. 转向 / 定位摇响器声 | 反应灵敏 | 反应中等 | 无反应 | 听单调的声音 |
| 13. 视觉追踪（追红球） | 反应灵敏 | 反应中等 | 无反应 | 交往提示 |
| 14. 哭闹 | 几乎不哭 | 偶尔 | 很多 | 哭和安抚性 |
| 15. 可安慰性 | 易安慰 | 有些困难 | 很困难 | 自我安慰 |
| 16. 状态调节 | 组织良好 | 有组织性 | 无组织性 | 自我调节 / 气质 |
| 17. 应激反应：皮肤颜色、震颤、惊吓 | 无应激 | 中等应激 | 应激明显 | 刺激阈 |
| 18. 活力 | 良好 | 中等 | 很高 / 很低 | 需要的支持 |

# 新生儿行为观察与亲子关系

NBO 是医生帮助父母认识新生儿的能力和独特性的方法，适合早产儿或高危儿和他们的家庭。NBO 可促进亲子关系及医生和家庭的关系，改进父母认识宝宝能力的阈值和宝宝易接受的刺激，发展积极的亲子关系。

### （1）对光、声音习惯化

宝宝排除扰乱、刺激，维持睡眠状态是为了保存能量和维持内环境的稳定，促进生长发育。这种睡眠是宝宝自我调节和自我保护的行为，是一种原始形式的学习。许多新生宝宝面对常规的或不可预测的刺激显示明显抗干扰能力，他们对刺激无反应和维持睡眠状态。有些宝宝的睡眠保护发育不好，可能需要更多的环境支持，帮助他们发展较好的睡眠调节，比如睡眠时保持较暗和安静的环境，使宝宝减少紧张。

### （2）肌张力

肌张力正常说明宝宝是健壮的。如果新生宝宝的四肢是松软的，宝爸、宝妈可以通过触觉—运动刺激促进宝宝肌张力的调节。如果新生宝宝肌张力高，可提供包裹或让宝宝处于俯卧位，促进肌张力的调节。轻轻地屈曲和伸展肢体对宝宝行为发育和提高亲子关系有积极的作用。每个宝宝以独特的方式接受感觉输入，所以宝爸、宝妈需要了解自己宝宝的触觉阈。参加早期干预的父母在常规护理宝宝时，需了解利于宝宝发育的姿势，如早产儿维持屈曲的姿势利于发展肌张力，使之更接近于足月婴儿。

### （3）觅食和吸吮

觅食和吸吮是宝宝的生存本领。宝爸、宝妈可通过观察宝宝的觅食、吸吮动作来获取宝宝的喂养信息，与宝宝进行交流。新生宝宝饥饿时可以出现觅食反射、吸吮动作或双手舞动，若宝宝得不到及时应答，则会出现把手放入嘴里吸吮、做鬼脸、烦躁等，大声哭吵是饥饿的最后信号。宝宝停止吸吮、张嘴、头转开等往往代表有饱腹感。宝爸、宝妈通过观察宝宝行为获取饥饿及饱腹信号，可以和宝宝进行积极的喂养互动。宝宝处于觉醒状态，宝爸、宝妈积极主动参与喂养，这样喂养才是成功的，也有利于亲子交流；如果宝宝很困、紧张、哭闹，宝爸、宝妈应先帮助宝宝回到安静觉醒状态，然后开始喂养。

## （4）手抓握

足月的健康宝宝出生时手就有抓握的力量，宝爸、宝妈可以让宝宝抓握自己的手指，可以促进亲子关系，安慰宝宝或帮助宝宝抑制不规则运动。宝宝出生的头几个月，手抓握也是亲子互动的一部分。

## （5）俯卧

俯卧有利于发展宝宝的伸展运动，头几个月俯卧利于宝宝上身运动，促进宝宝自我调节能力。宝爸、宝妈与宝宝在一起时，应给宝宝尽可能多的俯卧位时间，但在睡眠时应仰面躺着睡。

## （6）对说话人脸的反应

健康的新生宝宝能集中注视和视觉追踪。新生宝宝对母亲的脸有视觉偏好，能区别自己的母亲和陌生人的脸，也可以区分不同的表情（如快乐、伤心、惊奇），并能模仿表情和姿势。宝爸、宝妈与宝宝可相互感应彼此的表情、声音，促进情感的交流。宝爸、宝妈应识别宝宝注视移开的行为，这是视疲劳的表现。

## （7）对人声定向

听觉是新生宝宝最重要的感觉，通过听觉体验语言和音乐，可以刺激智力和情绪的发育。新生宝宝的听觉能力在出生时很好，耳蜗的结构在妊娠第五个月已达成人水平。新生宝宝在出生后数秒钟内能有听觉定向能力，对声音的反应优于纯音，反应最好的是人声，喜欢母亲的声音，能发现全部节律类型和强度。新生宝宝既能区分不同人的声音，发现任何语言的声音，也能区分"ba与ga"和"ma与na"。妈妈的声音是最优的听觉刺激，宝宝觉醒时，宝妈用高调的声音和宝宝说话，可促进宝宝的关注和情感。宝宝困倦时更喜欢低调的声音，较低的音调可使宝宝平静。4～6周的宝宝与照看人有来回发音的交流，这种发音的相互交流最有利于照看人与宝宝关系的发展，这是以后对话的前奏。

## （8）视觉追踪

新生宝宝出生时能主动扫视和将视线集中于一个刺激物，喜欢曲线超过直线，喜欢对比明显的物体，喜欢人脸类型超过非人脸类型。新生宝宝的视距为20～25厘米。新生宝宝有基本的注视追踪，但将注视转移较困难。宝爸、宝妈应提供有限的种类和刺激程度，避免过度刺激宝宝的视觉。过度刺激能抑制新生宝宝发育中的注意系统，比如太多的玩具出现在宝宝的视线内，宝宝难以将视线固定在某一玩具上，可能使新生宝宝的眼睛过度劳累，妨碍宝宝社会交往能力的提升。

### （9）哭

哭是释放能量或紧张的典型机制，与宝宝状态调节和生理内环境稳定有关。哭能反应饥饿、疼痛或因太多刺激使宝宝过度负担的情况。哭也是婴儿交流和表达需求的主要形式。照看人适当安慰干预，减少宝宝的哭闹。也有非特异的哭闹，哭闹后新生儿变得觉醒或睡得更深。

## 新生儿全身用力正常吗

宝爸、宝妈常常问医生，宝宝总是使劲，尤其是快睡醒时，有时憋得满脸通红，是不是宝宝哪里不舒服呀？其实，宝宝没有不舒服，相反，他很舒服。

新生儿憋红脸是在伸懒腰，是活动筋骨的一种运动。宝爸、宝妈不要大惊小怪地把宝宝紧紧抱住，不让宝宝使劲，或带着宝宝到医院，这都是没有必要的。

新生儿使劲过于频繁有可能是因为婴儿胃肠道发育不成熟，导致婴儿肠道蠕动不够协调，诱发肠道胀气，还会出现频繁且不可理解的哭闹，医学上称之为婴儿肠绞痛。通常会在宝宝出生后2～3周开始，3～4月后逐渐改善。

## 新生宝宝手势解读

新生儿肉乎乎的小手除了看着可爱，摸着舒服之外，还起着重要的桥梁作用，即通过小手的动作，宝爸、宝妈可以观察了解宝宝的需求，读懂宝宝的情绪，给予宝宝想要的反应。

### （1）小手紧紧地握着拳头

宝宝紧张时通常会有这样的动作，这时或许宝宝是害怕某个陌生环境或人，也可能是他的小肚子有些不舒服。

### （2）小手捏着松松的拳头

宝宝在睡眠中会有这种手势，说明他正在做梦，他的眼球在眼皮下轻轻地转动，有时还会发出轻轻的鼾声。

### （3）小手张开、手指向前伸展

宝宝带着愉快的心情醒来时小手通常是这样的动作，这是他在邀请身边的父母和自己一起玩。

### （4）小手的指头放松地弯着

如果宝宝不再东张西望，手臂也耷拉下来，说明宝宝已经累了，想睡觉了。

### （5）手臂放松、小手轻轻地握着

这时的宝宝正心满意足地享受着美妙的时光。

# 早期教育可以做哪些训练

宝爸、宝妈应该用充满爱的眼神和宝宝对视，用温柔的双手抚慰他，用亲切的语言和他沟通，宝宝会得到大量良好的、温和的刺激，这有利于大脑发育。适量、适当的环境刺激会提高新生宝宝各种感觉的灵敏性。早期教育可促进宝宝的心智发展，以下是新生宝宝的五项行为训练。

## （1）大动作训练

详见 P79 "新生儿抚触大揭秘"。

## （2）精细动作训练

主要是手的灵活性训练，可让新生宝宝不定时地多握成人的手指或小玩具等。从新生宝宝手中取出抓物时，可轻触其手背，新生宝宝会自动放手。

## （3）言语训练

新生宝宝具备了笑和发音的能力，可在新生宝宝安静觉醒时，与其面对面，距离约 20 厘米，用轻柔、舒缓、清晰、高音调的声音对宝宝说话，具体内容可以是儿歌、诗词或安抚性的交流等。持续一会儿，可见宝宝肢体活动增加，出现微笑等愉快反应。

## （4）社会适应行为训练

新生宝宝对脸谱性的图形及人脸有与生俱来的敏感和喜爱，可给宝宝看脸谱型挂饰或与其面对面（距离约 20 厘米）交流，使其形成对自身以外的人的认识。

## （5）感知觉训练

在宝宝的床正上方 20 厘米处挂一些鲜艳的、色彩分明大一些的图片或玩具，以促进视觉能力发展；可在新生儿安静觉醒、活动觉醒或睡眠时播放一些轻柔、舒缓的音乐（以古典音乐为佳），也可以播放儿歌、诗词朗诵等。

## The Secret of Sleep 睡眠奥秘

# 新生儿的睡眠有大学问

睡眠贯穿整个生命周期，是维持生命活动的必要生理过程，与生理代谢、呼吸稳定和生长发育息息相关。

了解新生宝宝的睡眠行为及其影响因素，有意识地培养宝宝的睡眠习惯，保证良好的睡眠质量，既有利于宝宝的健康成长，也有利于宝爸、宝妈合理规划自己的休息和工作。

那么，新生宝宝的睡眠有哪些奥秘呢？

# 睡眠的周期与特点

新生宝宝的大脑皮层兴奋性低，对外界重复或持续的刺激易疲劳，因而新生宝宝更容易进入睡眠状态。新生宝宝的睡眠时间为16～20个小时，占每天总时间的70%～80%，一个睡眠周期40～50分钟，通常在1～2个睡眠周期后苏醒。

胎儿在24～26周出现明显的觉醒与睡眠状态，24～30周出现快波睡眠，32～36周出现慢波睡眠。新生儿的睡眠呈多相睡眠模式，每次持续2～3个小时，没有明显的昼夜节律。宝宝出生后睡眠/觉醒模式会经历巨大的发展历程，从出生时短暂、无序、多相式的睡眠逐步发展成夜晚为主导、连续不间断的睡眠。

随着年龄的增长，在外界光、声音、喂养等诸多因素的共同作用下，宝宝自主产生的生物节律和24小时昼夜节律逐渐同步，短的睡眠逐渐合成为长的睡眠，连续睡眠时间延长，每天睡眠次数减少，睡眠时间相对集中在夜间，觉醒行为逐渐集中到白天。

新生宝宝的睡眠分为安静睡眠（深睡眠）和活动睡眠（浅睡眠）。

## （1）安静睡眠（深睡眠）

面部肌肉呈放松状态，眼闭合着，全身除了偶尔的惊跳和极轻微的嘴动外，没有其他的活动，呼吸匀称，完全属于休息状态。

## （2）活动睡眠（浅睡眠）

眼睛通常是闭合着的，偶尔短暂睁一下，眼睑有时颤动，常可见眼球在眼睑下快速运动，呼吸不规则，比安静时快；手臂、腿或整个身体偶尔有些活动；脸上常显出如做怪相、微笑和皱眉的表情，有时出现吸吮或咀嚼的动作。

充足的睡眠可以减少新生儿能量的消耗，促进大脑发育、神经突触的形成。新生儿期是形成良好昼夜节律，建立良好睡眠/觉醒模式的关键期，而养成良好睡眠习惯则是防治睡眠问题的关键。

# 观察睡眠的方法及工具

　　睡眠是维持人类生命活动的基本需求，对生长发育、记忆巩固、能量利用等过程十分重要。如果宝宝睡眠不足或睡眠质量欠佳，不仅会导致宝宝生长发育迟缓，引发注意力、免疫力和认知能力受损，甚至会增加远期疾病如心血管疾病、2型糖尿病和成年肥胖等疾病的发生。为尽早发现宝宝是否存在睡眠问题，从而能及时进行干预，宝爸、宝妈该如何评估宝宝的睡眠呢？

　　评估睡眠的工具有很多，有睡眠问卷、睡眠行为观察、心率评估或心率变异性监测以及脑电监测等方法。其中，心率评估、心率变异性监测以及脑电监测需要专业人士评估，而睡眠问卷和睡眠行为观察简单方便，陪护人员可以完成。宝爸、宝妈可通过观察宝宝睡眠中的行为表现，了解深睡眠及浅睡眠的时间，记录宝宝的睡眠日记，进一步评估宝宝的睡眠情况。

# 睡眠常见问题及应对方法

　　随着宝宝的出生，困扰宝爸、宝妈的问题接踵而至，例如宝宝睡眠没有规律、宝宝睡太久……以下就是我们日常护理中常见的问题。

## （1）睡眠没有规律

　　生后0～3个月的宝宝，睡眠无昼夜节律，每2～4个小时睡一次，不存在界限分明的夜间入睡时间，20～24点都有可能作为夜觉的开始，小觉的持续长度也不固定，到了6个月的时候才会有明确的昼夜节律。对这种没有规律的现象并不需要过分焦虑，也不用按照很多育儿书建议的做法来帮助宝宝制定严格的作息时间表。宝爸、宝妈需要仔细观察宝宝的睡眠信号和饥饿信号，保证喂养的同时，及时安排宝宝入睡。

## （2）睡眠时间短，容易惊醒

　　新生宝宝频繁惊醒不仅影响新生儿的睡眠质量，也会增加宝爸、宝妈的护理难度。宝宝频繁惊醒与睡眠环境、宝宝的身体状态以及护理模式相关。宝宝的睡眠环境应适宜，不能过冷过热、环境嘈杂以及伴有强光刺激；需合理喂养，避免宝宝出现饥饿状态。同时，宝爸、宝妈在护理宝宝时需要懂得"接觉"。在睡眠周期交替时宝宝会出现想要复刻入睡的模式，使自己再次入睡，如果宝宝醒来时发现周围的环境和入睡时不一致，便会惊醒，因而宝爸、宝妈需要了解如何"接觉"。"接觉"的时间点需要根据平常的观察来决定，例如如果睡眠后 30 分钟这个点很易醒，那么就在宝宝睡眠后 25 分钟左右恢复入睡时候的模式，宝爸、宝妈可以采用相应的拍拍，甚至将宝宝抱起来等"接觉"方式，通常需要 5 ~ 20 分钟接上。"接觉"成功后尽量让宝宝进入深睡眠，再"放床"继续睡。如果"接觉"不成功，也不要气馁，多摸索适合宝宝的"接觉"时间点和方式。

### （3）不能自主入睡，需要抱睡或奶睡

在新生儿阶段，宝宝所需要的睡眠量平均会在 16 个小时左右（14 ~ 22 个小时），建议"先睡够，再睡对"。入睡方式是否符合预期、是否"健康"都没有睡饱重要。抱睡和奶睡会令宝宝感到舒适，增长睡眠时间，提高睡眠质量。0 ~ 3 个月时，抱睡并不会养成依赖，也不会宠坏宝宝，因此在宝宝自己还没有办法长时间睡眠时，宝爸、宝妈可采用哄睡时的抱睡或奶睡方式"接觉"，可提高"接觉"的成功率。

### （4）"放床"技巧有哪些

"宝宝一放就醒"是困扰很多宝爸、宝妈的问题。宝宝的内耳前庭觉发育未成熟，"放床"时宝宝感觉的落差感以及时机不佳等原因通常引发"放床"失败，导致宝宝清醒；掌握"放床"技巧可帮宝爸、宝妈轻松解决"一放就醒"的难题。

- 抓住"放床"时机：注意观察宝宝睡眠后的状态，当宝宝呼吸均匀、平静，抬起宝宝的手臂再松开可以自然垂落的话，就表示宝宝进入深睡眠阶段了，这时候将宝宝放在床上，宝宝不容易被惊醒。
- "放床"时避免明显的垂直落差：可按照空中画"Z"字的方法，一点点降低，直到"安全着陆"，避免直接弯腰放下去。
- "放床"动作需仔细："放床"时可先放宝宝的屁股后放头，放到床上之

后，先不要立即抽手，将一个手仍然垫在宝宝的身下，另一个手轻拍宝宝；在拍的过程中，另外一个手慢慢地抽出。抽出之后，一个手继续拍一会儿以巩固效果。哄睡时可在胳膊上垫条毛巾，这样可以防止"放床"时宝宝感受到温度的差异而醒来。

# 睡眠的发育规律

胎儿的运动在孕 7 ~ 8 周就开始了，并且在大约 15 周后出现了不同的运动模式，身体运动和"呼吸"运动在安静睡眠和活跃睡眠中都会发生。20 ~ 28 周大的胎儿似乎也有不同的休息和活动模式，活动的周期性节律可能与母体褪黑激素的胎盘转移有关。

宝宝出生后，与妈妈的联系切断。随着宝宝年龄的增长，在外界光、声音、喂养等诸多因素的共同作用下，宝宝自主产生的生物节律和外界 24 小时昼夜节律逐渐同步，形成了自己的睡眠节律。宝宝出生后 3 个月左右时，褪黑素分泌情况开始接近成人，5、6 个月时，昼夜节律基本发育成熟。

# 睡眠期间是否需要唤醒喂奶

在新生儿阶段，喂养和睡眠的联系十分紧密，可以说这个阶段睡眠的驱动力就是喂养。通俗来说就是，饥饿的宝宝是很难睡好的。新生儿的表达能力有限，因此我们时常很难判断宝宝到底什么时候是饿了，什么时候是困了。有时候宝宝连续睡五六个小时甚至更久都不醒，这种情况需要叫醒宝宝喂奶吗？

是否需要叫醒熟睡的宝宝喂奶，主要取决于宝宝的年龄、体重以及整体的健康情况。这个问题目前并没有一个标准的答案。从生理上来说，新生宝宝的胃每 3 个小时左右会排空一次，因此为防止混合喂养或人工喂养的新生宝宝喂养不足，应 3 ~ 4 个小时喂奶一次，而母乳喂养的新生儿可按需喂养，并没有严格的时间限制。但在现实中，刚出生1周内的部分新生儿并不会3～4个小时准时饥饿，而是主动哭闹寻求哺喂，由此可能发生新生儿喂养不足、低血糖症、体重异常下降、黄疸升高等。早期频繁的喂养很重要。

若新生宝宝白天连续睡眠时间超过3个小时，家长应该主动唤醒喂奶，夜间可适当延长，但不能超过4个小时。家长应认真观察，如果宝宝对刺激反应差，不哭不闹，精神萎靡，面色青紫或苍白，呼吸急促（大于60次/分钟）等，这些情况预示着宝宝可能患有某些疾病，应该及时就医。

一旦新生宝宝建立了自己的体重增加模式，并恢复到出生体重，通常可以等到宝宝自己醒来再喂养。宝爸、宝妈需要捕捉宝宝的饥饿信号，比如早期的吮手、咂嘴，睡眠时的翻动以及晚期信号哭吵等，大多数宝宝每天需要喂养8～12次，每2～3个小时就有一次。

早产宝宝有特殊的喂养需求，晚期饥饿信号不明显，采用何种喂养模式以及体重增长情况需要咨询医生。

# 如何为新生宝宝选择睡姿

新生宝宝的睡眠质量、头型与睡姿密切相关。宝宝可选择的睡姿有仰卧和侧卧。宝爸、宝妈可以根据宝宝的月龄特点选择合适睡姿，新生宝宝推荐的安全睡姿是仰卧睡姿，不但可以提供良好的睡眠环境，还可以培养宝宝良好的睡眠习惯。

### （1）仰卧睡姿

利于宝宝的面部五官发育端正、匀称，可以使肌肉放松，对心、肺、胃肠道等全身脏器不会形成压迫感。但刚喂完奶应先竖直抱起宝宝，将宝宝的头靠在肩上，并轻轻拍打后背，直到宝宝打嗝，然后再将宝宝置于仰卧睡姿。

### （2）侧卧睡姿

新生宝宝很少能保持侧卧睡姿，一般需要背部支撑，比如在背后放置枕头等来帮助宝宝维持侧卧睡姿，最好采用右侧卧，可避免压迫心脏，同时有利于胃内食物进入肠道，预防吐奶。但总是一侧侧睡容易导致宝宝脸部发育不对称以及头颅外形异常，宝爸、宝妈需要帮宝宝交替使用各种睡姿。

### （3）俯卧睡姿

此睡姿利于宝宝头部面部轮廓的塑形，提高肺活量，促进肺的发育；但是新生宝宝的抬头、转头以及翻身能力不足，俯卧睡觉有窒息风险，与婴儿猝死有一定程度的相关。因而新生宝宝采用俯卧睡姿时，宝爸、宝妈需密切观察宝宝的肤色及表情，避免衣物、被褥等遮盖宝宝口鼻，导致呼吸困难。

# 睡不踏实正常吗

新生宝宝的睡眠期中浅睡眠和深睡眠各占一半。新生宝宝的浅睡眠比成人更浅，浅睡眠期动作很多。宝爸、宝妈可观察到宝宝有蹬腿、翻白眼、哭、笑出声来、咂嘴等动作，感觉宝宝在做鬼脸，睡不踏实；甚至有的宝宝睡眠中有双手迅速向外伸张，然后再复原做拥抱状的惊跳动作，这些均为浅睡眠期的正常现象。宝爸、宝妈不必焦虑，更不需要过多的干预。

惊跳反射是新生儿的一种原始反射，大部分宝宝的惊跳反射会在 4 个月左右消失，有小部分宝宝会持续到 5 个月。惊跳反射在新生儿阶段确实会使得宝宝突然醒来，因此建议在新生儿阶段持续使用襁褓。襁褓可以帮助宝宝平静下来，还可以防止产生坠落感。

# 睡眠环境需要完全保持安静吗

宝爸、宝妈很容易犯的错就是让宝宝的睡眠环境完全没声音，认为这样宝宝才睡得安稳，但是几乎所有的新生宝宝都喜欢睡觉时有点声音，因为宝宝在妈妈肚子里时就会听到羊水的声音，而不是完全安静的。

一些特别的声音会给宝宝带来安慰感和熟悉感，因为当宝宝还在妈妈的肚子里的时候就一直听到类似的声音，例如海浪声、风声等白噪音，这种细微的噪声还可以降低卧室里其他的噪声对宝宝睡眠的影响，能让宝宝睡得更好。

# 睡眠环境需要持续保持明亮吗

一些宝爸、宝妈认为宝宝的睡眠环境需要持续保持明亮，一来宝宝不害怕，二来便于给宝宝换纸尿裤、喂奶，但其实这样对宝宝是不利的。宝宝对黑暗的理解不是害怕，"怕黑"可能是我们强加给宝宝的。

宝宝的睡眠环境持续保持明亮会影响宝宝区别昼夜自然规律，导致睡眠时间缩短，影响正常的新陈代谢。开灯睡觉还会影响宝宝的视力发育，开灯睡觉的宝宝将来患近视的概率要高于关灯睡觉的宝宝。

宝宝睡觉时最好拉好窗帘，关闭明亮的灯光，可以在床头放个可调光的小夜灯，保持昏暗的环境，让宝宝进入昏昏欲睡的状态。当宝宝睡着时应将灯关闭，一旦夜间宝宝醒了，宝爸、宝妈也可随时打开小夜灯。

# 新生宝宝需要用枕头吗

新生宝宝的头部比例大，平睡时后脑勺与脊柱呈一直线，侧卧时与肩部相平。如果给宝宝垫个枕头，宝宝的脖子就会不舒服。因此新生宝宝不需要用枕头。

为了防止新生宝宝吐奶，可将宝宝上半身略垫高 1 厘米；当宝宝 3 ~ 4 个月大时，睡觉可枕 1 厘米高的枕头；宝宝 7 ~ 8 个月大，开始会坐时，可枕 3 厘米左右高的枕头。

枕芯最好用荞麦皮、谷秕子做成，不要过硬。如果能用绿豆衣、泡过水后晒干的茶叶和决明子装填枕芯，不仅软硬适宜，在夏天还可起到防暑降温的作用。夏天不宜使用木棉枕、泡泡胶制的枕芯，因其通透性差，散热不好。

# 如何帮助新生宝宝入睡

3个月以下的宝宝不适合任何形式的睡眠训练，宝爸、宝妈可采取温和引导的方式帮助宝宝入睡，可以尝试以下方式。

### （1）轻轻地抚摸

抚摸宝宝是最古老也是最简单有效的安抚办法，但需避免剧烈地摇晃，防止摇晃综合征的发生。

### （2）裹褟褓

褟褓能够减少惊跳和环境刺激，利于宝宝入睡。

### （3）嘘－拍法

一边在宝宝耳边发出"嘘，嘘，嘘……"的声音，一边轻拍宝宝的背部。

### （4）白噪音

流水的声音、收音机的静电噪音等类似于宝宝在妈妈子宫里听到的声音，对小月龄宝宝常常有很神奇的安抚作用。

### （5）移动的环境

抱着宝宝在房间里走动，放进推车里推，甚至放进安全提篮或座椅中开车去兜风等能让宝宝体会到在子宫里被妈妈带着跑的感觉，这种安全感会让宝宝很容易平静下来，然后睡着。

宝爸、宝妈不可将宝宝抱起来摇一摇，晃一晃，或者把他放在摇篮里摇来晃去。宝宝的大脑尚未发育完全，摇晃会使宝宝的大脑在颅骨内不断晃动，造成脑部小血管破裂，导致颅内出血等。

# Take Good Care Of 细心呵护

## 学会从各方面护理新生儿

新生宝宝出生后，生活环境发生变化，各器官功能不完善，身体调节和适应能力差，护理不当会直接影响宝宝的正常生长发育。科学的护理既可以帮助宝宝顺利适应外界环境，也可以帮助宝宝顺利开启人生第一站。

掌握新生儿护理知识是宝爸、宝妈的必备课程，让我们带领您了解如何给宝宝进行日常护理。

# 如何给新生儿保暖

新生儿的体温调节中枢功能尚不完善，皮下脂肪薄，体表面积相对较大，保温能力差，早产儿尤甚。宝宝出生后环境温度显著低于宫内温度，散热增加，如果不及时保暖，宝宝可能发生低体温、低氧血症、低血糖、代谢性酸中毒或寒冷损伤。相反，如果环境温度过高、宝宝进食少及散热不足，可导致体温升高，甚至发生脱水热。那么如何给新生儿保暖呢？

## （1）保持适宜的环境温度

新生儿的居室环境需要适宜的温度及湿度，宝宝的体温维持在36.0～36.5℃为宜。在炎热的夏天，新生儿的居室温度建议设置在24～28℃；在寒冷的冬天，新生儿的居室温度建议设置在18～20℃。室内的湿度一般保持在55%～60%。新生宝宝头部表面积大，散热量多，应注意头部保暖。注意加湿器和空调的出风口不能对着宝宝吹，及时清洗空调滤网，清洁加湿器并定期换水。

## （2）选择保暖的衣被

给新生宝宝保暖，衣被的选择是关键。选择全棉、透气的衣被，保证具有良好的保暖性。在更换衣被时需要提前预热衣被，衣被包裹松紧要适宜，否则会影响宝宝四肢的活动，导致宝宝不适。新生宝宝的心脏较小，从心脏泵出到达四肢末端的血液量较少，且末梢神经发育不完善，血液循环不是很通畅。有时候宝宝的手、脚触摸起来凉凉的，哪怕给宝宝穿很多衣服，手脚摸上去也是凉凉的，所以判断宝宝的冷暖不能以手脚冷热作为标准。另外，摸宝宝的额头判断冷热也不准确，额头的温度是体表温度，容易受外界温度干扰，也会影响判断。想要判断宝宝的衣服薄厚是否合适，只需摸宝宝后颈处的温度，只要这里摸上去是温热的，说明宝宝不冷；如果摸上去有些凉，说明要为宝宝添衣；如果后颈处已经出汗，则应帮宝宝擦干汗液，再适当减少衣物。

### （3）日常生活中做好保暖

在日常生活中，新生宝宝的保暖同样重要。如在给宝宝洗澡时，室内温度应保持在 26℃以上，控制洗澡时间不超过 10 分钟。天气冷的时候不建议直接将宝宝放到浴盆中洗澡，最好分步清洗，可以先给宝宝洗头，然后用毛巾擦干，再给宝宝洗屁股、洗全身，洗全身时可按从上至下，从前往后的顺序进行，特别是皮肤皱褶处，要仔细清洗。洗完澡后先给宝宝适当活动一下再入睡，避免太兴奋，养成良好的作息习惯。外出时适当增添厚衣物，必要时可以使用毯子将宝宝裹住，注意的是要将宝宝的头、耳朵和小手都包裹好。新生宝宝的鼻黏膜血管丰富，鼻腔狭窄，在遇到冷风的时候容易发生鼻黏膜充血，出现鼻塞的症状。外出时护住宝宝的口鼻可避免冷空气刺激，但要给宝宝留有呼吸的空间。

# 眼部护理技巧

新生儿的眼睛对强光很敏感，在睡眠时最好不要开灯。如果不得不开灯，灯光不要太强，尽量不要让光线直射宝宝的眼睛，避免刺激眼睛，影响睡眠。

新生儿到户外晒太阳时要注意遮住眼睛，避免强烈的阳光直射而刺伤宝宝脆弱的眼睛。在给新生宝宝照相时不能使用闪光灯，因为闪光灯的强光会损伤宝宝的视网膜。

早期训练新生儿视觉能力时，要注意悬吊响铃玩具的高度，应离新生儿头部正上方 20 厘米左右。玩具的悬挂、睡眠应经常更换位置和方向，避免宝宝长时间一侧用眼，导致斜视。多看户外风光、色彩鲜明的玩具，有助于提高宝宝视力。

噪声会使眼睛对光亮度的敏感性降低，视力清晰度的稳定性下降等。因此，居室环境要保持安静，不要摆放高噪声的家用电器。看电视或听歌曲时，不要把音量调得太高。

要给宝宝准备专用脸盆和毛巾，并定期消毒。不可用成人的毛巾或直接用手去擦宝宝的眼睛。给宝宝清洁眼部时，先把棉球在水里浸湿，再挤干，每清洁完一只眼睛都要换一个新的棉球，从内眼角向外眼角擦。

如果新生儿眼部有分泌物，可以用生理盐水清洁眼部。宝宝的眼睛进入异物时，如尘沙、小虫、浴液等，不要用手揉擦，要用干净的棉签蘸取温水清洗眼睛。

新生儿结膜炎表现为结膜充血，有脓性分泌物，睡眠时分泌物可结成痂，粘住上下眼睑，以至睁不开眼。严重的结膜炎可导致角膜溃疡，甚至穿孔，造成失明。新生儿如果得了结膜炎，以下几项护理要点要注意。

（1）如果新生儿眼部出现很多脓性分泌物并伴有眼睑红肿、结膜充血，首先应该到医院就诊，在医生给予正确的诊断后对症治疗。

（2）给宝宝滴眼药水时，家长先洗干净双手，然后用清洁棉签蘸取生理盐水或医院配制的眼药水擦掉分泌物，在眼内眦处各滴一滴眼药水，每天2～3次即可。

# 皮肤护理怎么做

皮肤是人体最大的器官，具有屏障、吸收、感觉、分泌、排泄、体温调节、代谢和免疫等功能。新生儿的皮肤结构需要 3 年的时间才会发育至与成人相同，因而新生宝宝的皮肤非常娇嫩、敏感、易受刺激和感染。护理不当可导致宝宝出现各种皮肤病，引起皮肤感染，重者可以引发血液感染甚至危及生命，因此，科学护理新生儿皮肤是宝爸、宝妈的必修课之一。

## （1）保暖

新生儿出生后，最好的保暖方式是尽早与妈妈在一起，像袋鼠妈妈将小袋鼠放在育儿袋一样，将宝宝贴在妈妈的胸口进行"袋鼠式护理"。由于新生儿头部面积大，散热多，应给刚出生的宝宝佩戴帽子保暖。加湿器可用于增加室内湿度，同时保持室内空气新鲜，一日两次通风，通风时注意母婴保暖，避免窗风直吹。

### （2）清洁

新生儿的皮肤娇嫩，易受汗水、奶液及大小便的刺激，一般在出生后第二天即可进行沐浴，每周1~2次，无需过度清洁。洗澡时使用盆浴，水温以不烫手为宜，一般为38~40℃，沐浴时间控制在5~10分钟，重点清洁头、颈、腋窝、会阴等皮肤皱褶处，并用棉质浴巾擦干。应勤换纸尿裤，宝宝每次大便后要用温水清洗臀部，防止尿布疹或红臀发生。沐浴时，宝爸、宝妈应注意观察宝宝的皮肤情况，新生儿期容易发生新生儿黄疸，若皮肤黄染加重，应及时就医。

### （3）保湿

沐浴时使用新生儿专用、对宝宝眼睛无刺激的沐浴露清洁皮肤，沐浴后使用新生儿专用的润肤剂及时保湿，可以有效提高皮肤抵抗力，防止宝宝皮疹、湿疹的发生。春夏季选择润肤霜或润肤乳，秋冬季可选择润肤膏，最好在沐浴后5分钟内完成润肤剂的涂抹，动作轻柔，避免摩擦。

### （4）防晒

新生儿黑色素生成少，易受到紫外线灼伤，6个月之内的宝宝可以使用的安全防晒乳数据较少，那么如何为宝宝防晒呢？宝爸、宝妈可以合理安排出行时间，还可以做好物理防晒，避免日光直射。可在宝宝的脸部、手背等皮肤暴露部位少量涂抹含有氧化锌、致敏率低的防晒乳，涂抹时注意避开眼周，回家后第一时间清洗防晒乳。

# 这样做口腔护理

新生儿宝宝的口腔黏膜薄嫩，唾液分泌少且容易干燥，容易造成损伤和局部感染。新生儿的免疫力低下，如果生病或者长期使用抗生素，很容易引起口腔炎症。如果没有注意清洁和护理，还有可能导致急性感染、营养不良、腹泻等严重的疾病。因此，一定要做好新生儿的口腔护理。

做好新生儿的口腔护理不仅可以预防口腔感染，还可以为宝宝以后牙齿的萌出打下良好的基础，并且可以预防龋齿等口腔疾病。那么，宝爸、宝妈应该如何给新生儿宝宝进行口腔护理呢？

一般来说，对于还未萌出牙的小月龄宝宝，清洁的方法比较简单，给宝宝喂完奶后喂少量清水就可以清洁口腔了。但是如果奶块堆积、舌苔过厚，那么则需要用宝宝专用的口腔清洁棉清洁口腔，只需要清洁舌头和牙床上的奶块即可，不要用力擦拭。

# 臀部护理技巧

新生儿都需要使用纸尿裤，为了不让宝宝娇嫩的臀部受到尿液和粪便的刺激，对于宝宝臀部的日常护理就尤为重要，稍有不慎可能会出现红臀或皮疹，那么新手爸妈应该如何正确护理新生儿宝宝的臀部呢？

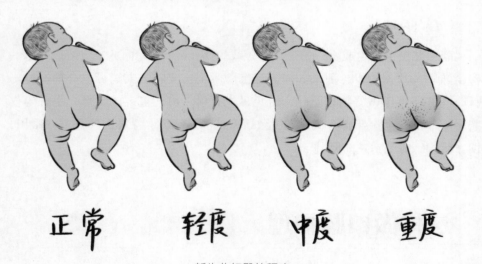

新生儿红臀的程度

## （1）勤换纸尿裤

保持宝宝臀部皮肤清洁干燥，一般 2～3 个小时更换一次纸尿裤，宝宝大便后应及时更换。宜选择质地柔软、吸水性好、干燥清爽的纸尿裤。

### （2）正确清洗臀部

男宝宝和女宝宝外阴的生殖结构不一样，所以日常清洁的护理手法和注意事项都不相同。

女宝宝外阴短，容易被来自肛门的细菌污染，所以清洗的时候要注意从前往后洗，防止来自肛门的细菌污染尿道和阴道。

- 分泌物：女宝宝刚出生的几周里，阴道内可见白色或黄色的透明物质，这是因为宝宝在胎儿时期吸收了母体内的雌激素，出生后会在激素的刺激下出现阴道分泌物。出现分泌物是正常现象，不仅不脏，而且有抑菌、杀菌作用。清洗时，切勿过度清洁，否则容易造成损伤。平时用流动清水洗即可，大多数情况下分泌物会慢慢自行消失。如出现分泌物异味，颜色异常，需要及时就医。

- 假月经：部分女宝宝的纸尿裤上会出现血迹，如宝宝没有明显哭闹，且出血量很少，很有可能是新生儿假月经，属于正常现象。如出血量大且持续时间较长，需要及时就医。

男宝宝阴茎、阴囊内侧及腹股沟附近的皮肤褶皱比较多，很容易藏匿污垢，清洗时用手把阴茎扶直，轻轻擦拭，不要太用力拉扯包皮和阴囊。

- 睾丸的清洁：睾丸喜凉不喜热，清洗时水温应控制在40℃左右，平时宜选择款式宽松的裤子，不要刺激男宝宝的生殖器，会增加性早熟的风险。

- 包皮的清洁：对于大多数3岁以内的男宝宝，包茎是很常见的，不必为了清洁，频繁刺激，过度地去翻包皮。随着成长，包皮会和阴茎头慢慢分离。

### （3）使用护臀膏

每次更换完纸尿裤或清洗完臀部，使用护臀膏保护臀部皮肤，涂抹护臀膏的时候避免沾染女宝宝的外阴黏膜和男宝宝的龟头。尽量避免使用爽身粉涂抹臀部皮肤，防止凝结成块反而增加宝宝红臀的危险。

### （4）注意手卫生

人体接触细菌最多的部位就是手。更换纸尿裤前后应该清洗双手，这是避免宝宝感染细菌最有效、最经济、最方便的方法。

# 脐部护理技巧

新生儿脐部护理主要是指新生儿断脐之后进行伤口消毒。正常情况下，断脐残端经过处理后7～14天可正常脱落，一个月左右脐血管完全闭合。脐带残端属于开放性创面，宝宝的免疫力较低，如果处理不当将会直接引发新生儿脐炎，因此脐部护理是每位宝爸、宝妈都需要掌握的护理技能。

**护理宝宝的脐部有以下要点。**

（1）必须保持脐部干燥。

（2）消毒前必须洗净双手，避免交叉感染。

（3）消毒脐带时，注意先提起脐带残端，再将碘伏棉签由内向外消毒两次，建议每日沐浴后用干棉签拭去脐部内水分后再消毒。

（4）每天定时消毒脐部，观察脐部及周围皮肤的变化。脐带未脱落前每天至少消毒1次，脱落后继续消毒至无分泌物为止，如分泌物较多，可酌情增加消毒次数直至脐部干净。

（5）脐带在宝宝出生24～48个小时会自然干瘪，1～2周残端脱落。脐带脱落时，个别宝宝会有少量出血的情况。如果消毒后没有明显的局部出血现象，家长不必恐慌，增加消毒次数即可；如脐部有出血较多、有脓性分泌物且有臭味、周围皮肤红肿、皮温升高等情况，应立即就医。

（6）对宝宝脐部消毒后，穿纸尿裤时应注意，不能让其盖过脐部，否则脐部容易被粪便或尿液污染。

# 沐浴技巧

新生儿沐浴是新生儿居家护理的一项基本内容，良好的沐浴体验会使新生儿安静、舒适，宝爸、宝妈参与宝宝沐浴可促进亲子互动。

沐浴前1小时禁喂奶或喂奶1小时后进行，以防呕吐和溢奶引起窒息。给宝宝沐浴的环境室温控制在25～28℃，关好门窗，但采光要好，以便对新生儿进行观察。注意调试水温，以免受凉或烫伤，水温38～40℃为宜。

沐浴产品应使用中性或弱酸性、温和的沐浴剂，不含皂基、致敏性香料和高致敏防腐剂。避免使用含有防腐剂的清洁产品。

沐浴的步骤具体分为以下几步。

（1）用一只手托住宝宝的头颈部，用前臂支撑起宝宝。洗澡时可以先用浸湿的毛巾为宝宝擦脸，注意不要让毛巾含太多水，防止宝宝将水误吸。

（2）用毛巾浸水淋湿宝宝的头发，同时用手指将宝宝的耳郭向前折叠，以免耳道进水；可以适量取用宝宝专用洗发水，在宝宝的头上揉搓起泡，再冲洗干净并擦干。

（3）为宝宝脱掉衣物和纸尿裤。如有粪便，要先用温度适宜的流水将宝宝的屁股清洗干净。

（4）用一只手抱住宝宝，另一只手托住宝宝的屁股，将他放入水中，并用一只手拖住宝宝的背部和头颈，让宝宝保持半躺的姿势。注意，托住宝宝背部和头颈的这只手始终不要松懈，确保宝宝胸部以上不会浸水，以免溺水。

（5）用手或者毛巾淋水，按照从上到下，从前到后的顺序，为宝宝清洗全身，皱褶部位更要认真清洗。

（6）洗干净后，一手托住屁股，一手托住头颈将宝宝抱起，放在准备好的浴巾上包裹严实。

洗澡时需要注意观察新生儿的皮肤颜色、体温、呼吸、肌张力和精神反应情况。注意，胎脂有保护皮肤、防止感染和保暖的功能，无需用力洗去或擦拭，否则易诱发感染。

# 更衣方法

新生儿的皮肤娇嫩，角质层薄，对身体的保护功能差，皮肤容易破损导致细菌入侵身体。新生宝宝皮肤的汗腺尚未发育健全，对体温的调节功能相对比较弱，体温易受气温的变化而升降，甚至导致低体温等。应巧妙运用更衣技巧使宝宝始终在衣物保护中，增加宝宝的安全感。轻柔的更衣动作既可以使宝宝获得安全感，也对宝宝的皮肤有适当的抚触作用。更衣原则是动作要轻柔，要顺应其肢体的弯曲和活动方向，不能硬拉、硬拽宝宝的手脚。

### （1）如何给新生宝宝穿衣服

将宝宝衣服平铺于床上，将宝宝平放在衣服上，衣领齐肩。更衣者把手从袖口穿进宝宝的衣袖里，握住宝宝的整个小手，轻轻地将衣服套至上肢，而不是强行将宝宝的小手硬拉出衣袖。同样方法穿另一只袖子，抚平宝宝的衣服。

### （2）如何给新生宝宝穿裤子

将宝宝平放在床上或抱在怀里，用手撑开裤口将宝宝的腿拉进裤口，将裤子往上拉至腰部，整理好。

### （3）如何给新生宝宝穿连体衣

将连体衣的扣子或带子解开并平铺在床垫上，把宝宝放在连体衣上面。卷起衣袖，撑开袖口，然后握住宝宝的小手，轻轻地套进去，用同样的方法穿对侧。将宝宝的身体摆正，扣上所有扣子或系上所有带子。

### （4）如何给新生宝宝脱衣服

将宝宝放在床上，活动一下四肢。先脱裤子，双手轻轻抬起宝宝的臀部，把裤腰翻至宝宝的膝盖处，一手握住宝宝膝部，另一只手往下拉裤腿，轻轻地把腿拉出来。再脱上衣，将所有扣子、带子解开，握着宝宝的手，把袖口开成圈形，然后轻轻地把手臂拉出来。如果穿的是连体衣，从正面解开连体衣的纽扣或带子，轻轻抓住宝宝的肘部将袖子脱下来，手放到宝宝头颈后，将宝宝身体稍微抬起，卷起背部衣物，取出即可。

# 更换纸尿裤的方法

新生宝宝一日有数次的大小便，勤换纸尿裤，做好宝宝的个人卫生是日常护理工作之一。如何及时更换纸尿裤是宝爸、宝妈需要掌握的基本技能之一。

### （1）更换纸尿裤的时机

- 宝宝大便或者多量小便之后。
- 宝宝睡前和睡醒之后。
- 在给宝宝喂奶之前或者喂奶一段时间之后。
- 准备带宝宝外出之前。

### （2）更换纸尿裤前准备工作

- 环境：关闭门窗、减少对流，保持室温的稳定，可尽量减少更换纸尿裤期间新生儿的体温散发。
- 物品准备：温水、水盆、小毛巾 1 ~ 2 块、湿纸巾、一次性纸尿裤，必要时准备宝宝护臀膏、棉棒。

### （3）更换纸尿裤的方法

- 洗手，准备好物品放至床旁，将宝宝放置于预先铺好的隔尿垫上。
- 打开新的纸尿裤并将有腰贴的半边放在宝宝穿着的纸尿裤下面，把穿着的纸尿裤腰贴打开并折叠。
- 轻抬起宝宝的双腿（不要抬太高，防止伤到宝宝的腰），将穿着的纸尿裤在宝宝臀部下面对折，完全覆盖住排泄物，再用湿纸巾、温水擦拭清洗。
- 用干毛巾或棉柔巾及时擦干宝宝臀部的皮肤，再抽出已用的纸尿裤，放于一旁，只留下干净的纸尿裤。
- 在宝宝臀部涂抹护臀膏，防止红臀，再穿好新的纸尿裤。
- 穿好之后给新生宝宝整理好衣服，包好包被。

### （4）更换纸尿裤的注意事项

- 更换纸尿裤应快速、轻柔并注意给宝宝保暖，如果动作太粗鲁，可能会引起新生儿皮肤损伤或受凉。
- 新生儿在脐带没有脱落以前，纸尿裤的边缘要低于脐带，防止尿液及粪便污染，引起感染。

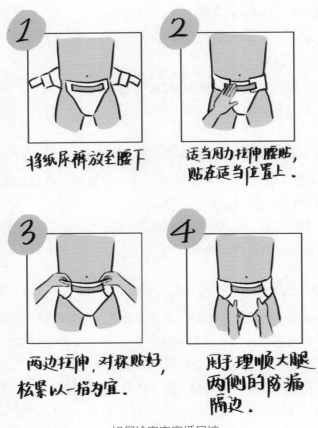

如何给宝宝穿纸尿裤

## 清理鼻腔的方法

新生儿的鼻子大多短小、扁平，鼻腔和鼻道也狭小。因此，鼻内分泌物容易堵塞鼻腔，严重时会引起鼻塞，影响宝宝喝奶和睡眠。那么宝宝的鼻腔里有分泌物该怎么办？

单纯鼻腔有分泌物时，宝爸、宝妈可以根据宝宝鼻腔分泌物的多少选择合适的方法。如果是稀薄的鼻涕或少量鼻屎，可以选择用棉签清理，建议使用头小、柔软的宝宝专用棉签，蘸取少量水，伸进鼻前庭少许，然后沿一个方向向外旋转，将分泌物"拽"出来即可。

若是宝宝鼻腔的分泌物较多或位置较深，切不可强行去挖。家长可将毛巾用温水预热并拧干，热敷在宝宝的鼻子上，使其自然流出，或软化后用棉签卷出，或者用吸鼻器吸出。较为"坚硬"的鼻屎，可用头端呈圆形的、柔软的宝宝专用镊子夹取出来。

需要注意的是，宝宝的鼻腔黏膜薄嫩且毛细血管丰富，在清理鼻腔时，要固定好宝宝的头部，手法轻柔，避免损伤出血。

新生儿如果除了鼻腔分泌物，还伴有其他不适，如精神差或烦躁不安、拒奶、咳嗽等情况，需及时就医。

# 呛奶的处理

新生儿呛奶是喝奶过程吐出的奶液由食管逆流到喉咽部时误入气管导致。新生宝宝的消化系统和神经系统发育不完善，喂养过程中容易发生呛奶。呛奶可引起肺炎，严重者会导致窒息，甚至导致死亡。如何预防和处理新生儿呛奶是宝爸、宝妈必须掌握的育儿知识。

几乎所有宝爸、宝妈都会经历宝宝呛奶，发现宝宝呛奶后应立即评估呛奶程度，抓住呛奶急救黄金四分钟法则：将宝宝的头转向一侧，清理口鼻，拍背，弹足底，必要时打电话叫"120"救护车。切忌呛奶后将宝宝竖抱起来像拍嗝一样处理，这样会使奶液进入呼吸道深处，致呛奶更加严重。

呛奶分为轻微呛奶和严重呛奶。轻微呛奶通常表现为咳嗽几声，此时应迅速将宝宝侧卧，头偏向一侧，用空心掌来拍打宝宝的后背，通常宝宝会自行调节吞咽和呼吸。同时清理宝宝口鼻腔的奶液，避免宝宝在吸气时，再将奶液吸入气管，造成二次呛奶，在确定宝宝无碍后可采取右侧卧位将宝宝放于床上。

严重呛奶通常表现为呛咳严重，面色发紫，憋气，呼吸不畅。此时需要紧急处理，同时拨打"120"急救电话寻求医生的帮助。首先将宝宝俯卧于家长腿上，头低于脚，用空心掌大力拍打宝宝的背部，4~5次为一组，直到宝宝将奶液吐出不再咳嗽。拍打时注意稳住宝宝的身体，防止宝宝跌落，造成二次伤害。如果拍打背部无法缓解，要及时拍打宝宝的脚底，刺激宝宝大哭，有利于将气管中的奶液咳出，缓解呼吸的压力，防止窒息的发生。同时清理宝宝口鼻腔的奶液，在处理过程中随时观察宝宝的哭声及面色，如果发现宝宝没有反应和呼吸，在等待救护车的同时，需要家长及时进行心肺复苏。

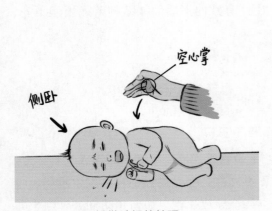

轻微呛奶的处理

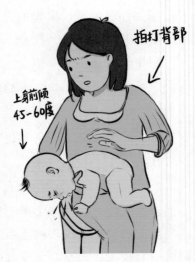

严重呛奶的处理

若宝宝经常呛奶，或者咳出其他异样液体时，建议前往医院进一步检查，看看是否有发育畸形的可能。

预防新生儿呛奶要注意以下几点。

## （1）正确识别哺乳信号，选择适当的哺乳时机

宝宝醒了、吃手以及寻乳等早期哺乳信号是最佳的哺乳时机。如果宝宝没有及时得到回应，出现哭闹时才喂哺，容易引起呛奶，应先安抚再喂哺。

## （2）正确的喂养姿势

母乳喂养的宝宝不能平躺在床上喂奶，人工喂养时应取斜坡位，奶瓶底高于奶嘴，防止吸入空气。

### （3）控制喂奶速度

母乳喂养时，在奶阵时奶水量多，可以用手指轻压乳晕，减缓奶水的流出速度；或者拔出乳头，暂停片刻再继续喂养。人工喂养时，奶嘴的型号大小应适宜，奶瓶倒转时奶水应成滴，而不是成线流出。

### （4）喂哺时及喂哺后的仔细护理

喂哺时宝妈的乳房不可堵住宝宝的鼻孔，宝妈应边喂奶边观察，如果宝宝的嘴角溢奶或者口鼻发青，及时停止喂哺；喂哺后应将宝宝竖抱靠在肩头，拍背打嗝，然后把宝宝放在床上，床头宜高 15 ~ 30 度。

# 溢乳的预防

新生儿溢乳就是哺乳后口角溢出奶汁的现象，与新生宝宝消化道的解剖特点有关。新生宝宝的胃是水平状，胃部肌肉发育不完善，贲门松弛。溢乳很常见，对大多数宝宝来说都是属于正常现象，宝爸、宝妈不必慌张。随着宝宝成长，常于生后 6 个月消失，不是真正的呕吐。宝爸、宝妈日常护理注意哪些细节可以预防溢乳呢？

（1）注意奶粉的冲泡方式，按正确比例配置，避免上下剧烈地摇晃奶瓶，以免产生太多的泡沫。

（2）新生儿喂奶前，应先为宝宝更换纸尿裤，避免给宝宝洗澡以及按摩运动等。喂奶时嘴乳衔接良好，防止空气进入新生儿胃部。喂奶后将宝宝竖着抱起来放在喂哺者肩上轻轻拍打背部，直到宝宝打嗝后将宝宝轻轻放下，同时将宝宝上半身略垫高 1 厘米。

（3）当宝宝频繁吐奶，呈喷射状以及呕吐物中含有胆汁样、血样物等情况时，应及时带宝宝就医。

# 如何防止坠落与跌倒

新生儿坠落被定义为"在医务人员、父母、家庭成员或访客抱着的宝宝掉落或从该人的手、胳膊、膝盖等滑落的情况"。这可能发生在新生儿正从一个人移交给另一个人的时候。新生儿跌倒是指患儿突然无意地坠落地面或其他表面，对其造成或没有伤害。跌倒和坠落均可对宝宝造成安全威胁，宝爸、宝妈应如何避免宝宝坠落或跌倒呢？

## （1）使用宝宝保护性围栏

宝宝床本身自带床栏，安全系数相对较高，因此尽量让宝宝单独睡自己的小床，不要和大人一起睡大床。如果没条件单独睡，睡觉的时候大人可挡在宝宝外侧，同时大床四周也应安装保护性床档。大人离开时一定要及时拉上床档，并确保挂钩卡入槽内，扣紧床档。还可以在床边的地面铺设柔软的地垫或地毯作为缓冲。

## （2）掌握正确的抱姿

抱宝宝的姿势是一手手掌要抱住整个头部、托住颈部，另一只手抱宝宝的臀部，双手合力将宝宝抱起。宝爸、宝妈要轻松自如，克服紧张情绪，调整到宝宝和自己均舒服的最佳姿势。

## （3）坠落、跌倒后的应急处理

宝宝坠落后，宝爸、宝妈必须保持冷静。大部分的坠落、跌倒都是皮外伤，不会造成严重的问题。一定牢记不可将宝宝立刻抱起，需要首先仔细观察以下情况：宝宝有无昏迷、失去知觉，有无严重外伤，关节活动有无异常等现象。确认宝宝无上述症状后，可抱起轻轻安抚，并居家加强观察。若宝宝有上述症状，不要搬动宝宝，防止"二次伤害"的发生，应立即拨打"120"急救电话。

若宝宝破皮出血了，首先加压止血；若出现流鼻血，避免将宝宝的头部仰起，以免血液反流，引起刺激性呕吐，如果止血效果不理想，应及时就医；若宝宝摔到的部位鼓了个小包，可用冰块进行局部冷敷。新生宝宝的头颅较重，发生坠落、跌倒时，通常"头着地"，因而要特别警惕头颅的问题，比如颅内出血、颅骨骨折。宝宝发生坠床二日内仍属于危险期，需密切观察宝宝是否有异常，需要及时就医。

# 如何防止烫伤

烫伤是宝宝生活中会遇到的意外之一，烫伤不仅会给宝宝造成身体的伤害，也会给宝宝和家属留下心理疾患，严重的还会导致伤残或死亡。如何第一时间及时、正确地处理极为关键。

### （1）选择合适的取暖措施

冬季是烫伤的高发期，新生宝宝的体温调节中枢发育不健全，对外界温度的变化很敏感，给宝宝进行保暖最好的方法是提高室温。可采用热水袋、取暖器等，如果采用热水袋保暖，一定要避免将热水袋直接接触宝宝，可以用毛巾包裹热水袋，并经常检查热水袋温度；如果采用电暖器取暖，一定要和宝宝保持安全距离，避免烫伤宝宝。

### （2）奶温适宜

人工喂养时，喂养前要用手腕部测奶液的温度，温度适宜才可给宝宝喂。

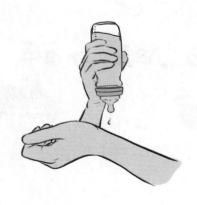

### （3）防止意外烫伤

热源和易燃物应远离新生宝宝，加强家属的安全意识。不要一手抱宝宝，另一手拿热水或者热汤等危险物品。沐浴时注意水温适宜，建议使用恒温热水器，热水器的温度应调到 48℃以下，陪护者先试水温后才能接触宝宝。

### （4）烫伤的应急处理

- 冲：用 15 ～ 20℃流动的冷水冲 15 ～ 30 分钟，快速降低皮肤表面温度。
- 脱：充分湿润后再小心除去衣物，尽量避免将伤口的水疱弄破，必要时可剪开衣物，并暂时保留粘住的部分。
- 泡：继续浸泡于 15 ～ 20℃的冷水中 15 分钟，可减轻疼痛及稳定情绪。但要注意，大面积烫伤的伤患避免浸泡于冷水中过久而致体温流失。
- 盖：用干净的毛巾、棉布或纱布覆盖伤口，不要随意涂上外用药物或民间偏方。
- 送：除去极小且极浅（仅一度烫伤）的烫伤外，其他情况最好前往附近的医院做进一步处理。

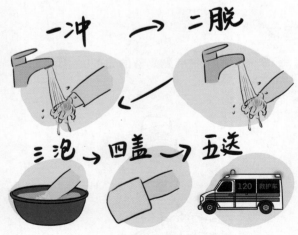

烫伤的应急处理

# 新生儿抚触大揭秘

新生儿抚触之前要做好准备工作，将室内温度调整至 30 ~ 32℃，去除宝宝衣服后置于床上。抚触前，抚触者检查指甲，避免划伤宝宝皮肤，仔细清洗消毒双手，然后双手涂抹新生儿润肤油，反复摩擦，使双手均匀覆盖润肤油并保持温暖。之后便可按照国际标准全身按摩法（COT）对宝宝进行抚触按摩。

抚触过程中要注意准确掌握力度，避免对宝宝造成损伤，同时可以播放轻音乐，并通过面部表情、肢体动作等方法与新生儿进行互动，安抚宝宝情绪，使其能配合完成抚触。抚触过程中密切关注宝宝是否出现哭闹、肤色异常、肌张力提升等不适反应，如若发现异常，应立即停止抚触。抚触时间应在宝宝进食后 1 小时左右进行，可以每天两次，每次 15 分钟。

新生儿抚触有以下几大意义。

## （1）促进睡眠

可提升血液中褪黑素浓度，帮助建立良好的睡眠周期，提升睡眠质量。

## （2）调节心情

可刺激神经末梢感受器，由脊髓传至脑部，使其产生松弛、舒畅的感受，起到调节情绪反应、稳定情绪状态、增强自我认知能力的作用。

## （3）促进食欲

能促进胃肠蠕动，提高迷走神经张力，刺激胰岛素分泌，不仅可以减少腹胀、便秘，还能促进消化、提升食欲、增强免疫力。

## （4）亲子关系

可以促进亲子关系，使宝宝更易获得充足的安全感、愉悦感、满足感，减少日常哭闹，增强养育行为配合度，有利于宝妈身体恢复。

# 新生儿抚触全流程图

## 头部-面部抚触

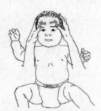

1、双手拇指从眉心
推向两侧至太阳穴

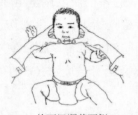

2、从下巴顺着两侧
由下向上画笑脸

## 上身抚触

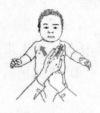

1、从肚子交叉推到
肩膀

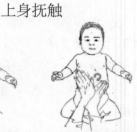

2、双手交替顺时针
抚摸肚子

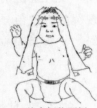

3、从中间往两侧
拂过额头

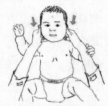

4、拇指食指上下轻柔
耳朵和耳垂

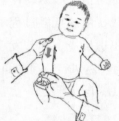

3、双手往内抚摸手臂

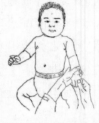

4、从手指根部轻捋手指

## 下身抚触

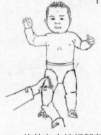

1、从外向内按揉腿部

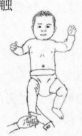

2、从上到下按摩脚背

## 背部抚触

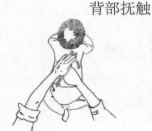

1、双手交替上下抚摸背部

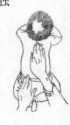

2、四指并拢画圈按摩

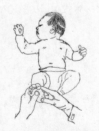

3、大拇指交替推脚底

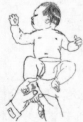

4、按揉脚趾头

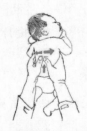

3、大拇指从上至下
从内向外推背

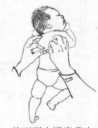

4、从下至上提脊背肉肉，
反复几次

### （5）促进生长发育

可增加宝宝体能消耗，帮助入睡，有效抚触可以改善睡眠、缓解暴躁情绪，使宝宝处于安静状态，更有利于生长发育。

# 新生儿也能日光浴吗

日光浴可使皮肤内的 7- 脱氢胆固醇转化形成维生素 D，维生素 D 可调节钙、磷代谢促进钙吸收，促进宝宝骨骼发育。

喂养后 1 小时可将宝宝置于阳光充足的窗旁床上，首先要将室温保持在 26 ~ 28℃，然后给宝宝脱去衣物，尽量多地暴露皮肤，接着给宝宝佩戴黑色眼罩，防止视网膜损伤，最后就可以进行有效的日光浴了。

进行日光浴时给宝宝的包裹不宜过紧，以免影响血液循环，男宝宝注意遮盖生殖器，以免发生受损。日光浴时注意经常更换体位，尽量隔着玻璃窗照射，以减少紫外线损伤。

此外，行日光浴时尽量不涂抹油剂、保湿霜等，以免温度过高灼伤皮肤。尽量让宝宝减少哭闹，降低消耗，使宝宝保持良好的精神状态，注意补充水分。根据宝宝需要，可每天在沐浴后间断行日光浴 2 ~ 3 个小时。夏天要避免过分强烈的太阳光照射，以免灼伤皮肤。当遇到寒冷的冬季时，需要让宝宝有一个适应的过程，注意避免空气对流，在保暖的前提下接受日光浴。

# 宝宝出现这些情况，不用着急送医

新生命的降临给每一个家庭带来了快乐和期待，同时也给宝爸、宝妈带来不少考验。在新生宝宝的日常护理、喂养中，诸多问题困扰着宝爸、宝妈，哪些问题是生理性的、正常的？哪些问题需要就医？

学会正确处理育儿问题，是宝爸、宝妈的必修课之一。

# 新生儿也会乳腺肿大吗

　　无论男宝宝还是女宝宝，新生宝宝在生后 4～7 天均可出现乳腺肿大的现象，乳腺如蚕豆和核桃大小，或乳头分泌乳汁。这是新生儿时期的一种特殊现象，新生宝宝乳腺肿大与宝宝体内存在一定数量来自母体的雌激素、孕激素和催乳素有关。出生后新生儿体内孕激素和雌激素很快消失，而催乳素却会在宝宝体内存在较长时间，从而导致乳腺肿大。一般 2～3 周消退，切忌热敷、挤压和揉搓宝宝乳腺，否则容易导致乳腺感染，重者诱发败血症，危及生命。

# 什么是新生儿假月经

　　有的新生女宝宝会阴道流血，这种情况在医学上被称作"假月经"。女性胎儿在宫内时受母体雌激素的影响，阴道上皮细胞以及子宫内膜细胞发生增殖、充血，宝宝出生后不再从母体得到雌激素，雌激素的中断导致体内雌激素量逐渐下降，女宝宝子宫内膜细胞发生脱落，出现类似月经般出血，故称"假月经"。

　　"假月经"一般发生在生后 5～7 天，阴道流出少许血性或大量非脓性分泌物，持续 1 周自然停止，其间正常清洗臀部即可。如遇到出血量多，持续时间长的情况，需要到新生儿科就诊，排除其他原因导致的阴道出血。

# 出现新生儿马牙不用太紧张

　　宝爸、宝妈在护理宝宝的过程中，经常会发现宝宝的牙龈或者上腭有白色小颗粒，俗称"马牙"，医学上叫作上皮珠。

　　马牙是由上皮细胞堆积或黏液腺分泌物积留形成，主要分布在口腔上腭中心和齿龈部位，为黄白色、米粒大小的小颗粒，少则数个，多则十几个，大小不等，不影响喝奶和出牙，是新生儿期的一种正常现象，数周后可以自行消退。切忌针刺挑破或者局部擦拭，以免损伤口腔黏膜，引发感染。

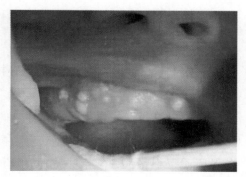

新生儿马牙

# 为什么会体重下降

体重是健康指标中家长最容易获得的数据。随着宝宝生长，体重合理增长是衡量健康的指标之一。

在新生儿期有一个特殊现象，即体重一过性下降，称作新生儿生理性体重下降。这是因为出生后体内水分丢失较多，致使体重下降，约在生后1周末降至最低点，一般体重下降不超过出生体重的10%，早产儿体重下降可达出生体重的15%～20%，从出生第4～5天体重开始增长，在7～10天恢复到出生时的体重。

新生宝宝的降临是一个家庭的大喜事，但新手父母总会患得患失。从产科出院时，当宝妈听到自己宝宝的体重比出生体重还低，可能会自责"是我的奶不够吗？怎么办？是不是宝宝没吃饱？"其实在出生后头1周，所有宝宝都会遇到生理性体重下降，这是正常的生理现象。

生理性体重下降主要是因为：新生儿出生后排出胎便和尿液；新生儿离开羊水中的环境，水分蒸发；通过呼吸和皮肤排出的肉眼看不到的水分（如汗液分泌）；宝妈在生产过程中输液，造成宝宝出生后体重略微下降；生后前几天宝宝吸吮能力弱，吃奶较少；宝妈产后2～3天乳汁分泌量较少。

# 体重下降该怎么办

一般来说，生理性体重下降不必担心，只要按照科学的喂养方式、及时哺乳并细心护理，宝宝的体重在 1 周左右就能恢复。为了确保宝宝能够尽快补充足够营养，恢复出生体重，哺乳妈妈可以采取如下措施：注重健康饮食，比如适当摄入水果、蔬菜、脂肪等营养；产后尽快哺乳，新生儿生后 20 ~ 30 分钟吸吮反射最强，宝宝吸吮对乳头的刺激能使宝妈脑垂体分泌催乳素，可促使宝妈的乳腺分泌乳汁增加并排出乳汁；使用吸奶器吸乳房，促进乳汁分泌；保持愉悦心情。

如果发现宝宝体重下降的范围超出正常标准，或者体重恢复时间比正常的要晚，家长需要仔细查找原因，及时调整喂养方式让宝宝体重回升，以下是几种常见原因及解决办法。

## （1）母乳不足

每次有效吮吸一侧乳房 10 ~ 15 分钟，然后换另一侧。

## （2）未按需哺乳

保证每天（24 小时）哺乳 8 ~ 10 次．

## （3）喂奶间隔时间太长

保证白天每 2 ~ 3 小时哺乳一次，晚上每 4 小时哺乳一次。

## （4）奶粉量不足或奶粉未按比例冲调（冲调过稀）

人工喂养的宝宝不限制奶量，能吃多少吃多少。要保证按奶粉说明书冲调奶粉。

当宝宝同时伴有反应差、尿量少、大便少、黄疸等潜在疾病症状，要考虑疾病导致的体重不增，需要带宝宝及时就医。

# 如何监测体重

有的家长非常紧张宝宝的生长情况，几乎每个星期都会给宝宝称重，有时候宝宝增重不多，家人就会担心是不是母乳营养不好或是母乳量不够。一般建议观察4周宝宝的体重平均增量，而不是每周的增量。宝宝体重周增长会有波动，比如生病期间可能增重减少，但病好后很快就长回来了。只要4周平均的增重正常就代表宝宝生长情况正常。

根据澳大利亚2013年发布的婴儿喂养指南标准，宝宝出生到前3个月，平均每周增重150~200克；3~6个月，平均每周增重100~150克；6~12个月，平均每周增重70~90克。建议家长可以参考这个标准，为宝宝制定增重曲线。

如果经评估喂养方式、喂养量等均正常，宝宝仍出现体重不增，此时需要注意宝宝是不是存在慢性疾病，如先天性巨结肠、乳糖酶缺乏、脂肪泻等致使的营养不良；先天性心脏病、甲状腺功能低下、肾上腺皮质功能减退等导致营养消耗增加。若宝宝存在先天畸形，如唇腭裂、食管狭窄等，也会因喂养困难导致进食减少，出现体重不增，需及时就医。

# 如何测量体温

测量体温是诊断疾病最常用的检查方法，常用测量部位有肛温、腋温和耳温。

## （1）肛温

肛温即直肠温度，直肠温度是最接近身体的中心温度，能准确反映体温的实际变化。测量方法为让宝宝取屈膝仰卧位，充分暴露臀部，用软膏润滑后将肛表轻轻插入肛门2~3厘米，3分钟后取出记录读数。新生宝宝易躁动，哭吵容易造成肛表断裂，在测量时须有专人看护。

### （2）腋温

测腋温是新生宝宝常用的测量体温方法。测量方法为给宝宝擦干腋下，将体温计水银端放于腋窝深处，让宝宝屈肘过胸，尽量紧贴皮肤，同时须专人在旁看护以防体温计脱落，测量时间为 5 ~ 10 分钟。

### （3）耳温

耳温测量也是常用的方法。耳温枪在测量环境下稳定 30 分钟，测量时将新生宝宝的耳郭轻轻向后上方拉，暴露外耳道，将红外线耳式体温计的探头轻轻插入耳道并向下压，尽量深地插入耳道以便贴近耳鼓膜，按下测量开关，1 秒后取出，记录读数。

## 新生儿粟粒疹是什么

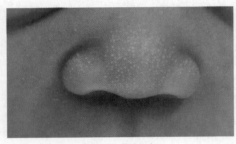

新生儿粟粒疹

有些宝爸、宝妈发现新生宝宝的鼻子上有些小白点，急得找医生，其实这些小白点就是新生儿粟粒疹。这是新生儿时期的一种正常生理表现，是因为皮脂腺堆积导致，在主要分布在鼻尖、鼻翼和颜面部位，呈现黄白色小米粒颗粒状皮疹。家长没有必要紧张，一般在 2 周左右蜕皮后自然消退。

如果发现宝宝有新生儿粟粒疹，平时应注意保持皮肤清洁，避免分泌物堆积，不要挤压皮疹，防止皮肤感染。

## 纸尿裤上有红色痕迹要紧吗

更换纸尿裤是宝爸、宝妈一项重要的护理工作，纸尿裤上有红色痕迹是令宝爸、宝妈慌张的问题之一。遇到这种情况，宝爸、宝妈首先需要仔细观察宝宝是否有皮肤出血点，出现烦躁不安、喝奶减少、反应低下等情况，如果有以上情况应及时就医。同时要检查宝宝会阴部是否有出血、外阴部皮肤是否有溃烂、纸尿裤上有红色痕迹的部位是否夹杂大便。

（1）如果观察发现纸尿裤上有红色痕迹来自女宝宝阴道出血，而宝宝一般状况良好，那就是常见的"假月经"，持续1周自然停止。如遇到出血量多，持续时间长的需到新生儿科就诊，排除其他原因导致的阴道出血。

（2）如果观察发现纸尿裤上有红色痕迹来自宝宝会阴部破损溃烂的皮肤，加强会阴部皮肤护理，一般可以缓解。

（3）如果观察发现纸尿裤上只有单纯的小便，并发现有红色迹象，这与新生宝宝早期生理性硝酸盐排泄较多有关，加强喂养或者输液治疗后可以缓解。

如果观察发现纸尿裤上有大便，大便中有红色血样的东西，明确是来自大便的血性物质，建议及时就医明确原因。

# 打嗝是怎么回事

新生宝宝的神经系统发育不完全，不能有效地协调膈肌运动，一旦受到外界刺激，则会导致膈肌突发收缩，引起打嗝的发生。打嗝在新生儿期是一种常见现象，多数会自动缓解，且随着年龄的增长，神经系统的发育会逐渐完善，打嗝现象也会自然减轻，宝爸、宝妈无需惊慌。

如果宝宝哭闹不休、持续发热以及出现进食障碍等，宝爸、宝妈应及时带宝宝前往医院进行检查、治疗，进一步明确宝宝打嗝的其他疾病因素。

如果新生宝宝一般情况好，但是突然出现打嗝，而且打嗝的声音高亢有力，很多情况下都保持连贯，一般都是因为受寒导致的。这个时候可以给宝宝喝一点热水，并注意胸腹部的保暖，可缓解打嗝。

给新生宝宝喂太多的奶也会出现打嗝的情况，宝爸、宝妈可以对宝宝进行腹部按摩缓解打嗝。新生宝宝进食过急或者是在惊哭之后进食也会出现打嗝的情况，若在喂奶前宝宝出现哭闹，应先安抚后喂养，可预防宝宝打嗝。

新生宝宝长期处于紧张状态或突然处于陌生环境中，身体对氧气的需求量变大，嘴巴会机械地吸入很多空气，导致打嗝，应给以安抚、抚触。

导致新生宝宝打嗝的大多数情况属于良性自限性打嗝，打嗝本身对宝宝的健康并没有什么不良的影响，而且宝宝打嗝一般会自动好转，并不会有成年人打嗝的难受感，因此宝爸、宝妈不用过于担心。

# 如何监测黄疸

50% 的足月新生宝宝和 80% 的早产新生宝宝可出现皮肤黄染，即新生儿黄疸，多数无需干预，可自行逐渐消退；少数是疾病的表现，严重者可以引起脑损伤，所以需要严密监测黄疸，宝宝黄疸的监测方法有哪些呢？

## （1）目测法

宝爸、宝妈可以通过观察宝宝黄染累及的部位来估测黄疸的数值。需要在自然光线下，用手指将皮肤撸开观察皮肤颜色，采用 Kramer 提出 5 区法评估黄疸程度。1 区：面部黄染为 6 毫克 / 分升左右，2 区：胸背部黄染为 9 毫克 / 分升，3 区：脐下至膝上部黄染为 12 毫克 / 分升，4 区：四肢部位黄染为 15 毫克 / 分升，5 区：手足心黄染常常大于 18 毫克 / 分升以上。一旦发现黄疸到了 4 区甚至 5 区，那么需要及时到医院进行检测，医生可能会用经皮黄疸仪检测，甚至查末梢血胆红素值来判断黄疸程度。

## （2）经皮胆红素测定法

经皮测胆红素测定对新生儿无创伤，可实时动态进行胆红素水平监测，快捷方便。宝爸、宝妈可以带宝宝到医院监测，也可以租借经皮胆红素仪在家中监测。测量时通常选取前额眉心正中和胸骨正中测量，取其平均值，一般为毫摩 / 升或毫克 / 分升两种单位，两者之间换算约为 1 毫克 / 分升 =17.1 毫摩 / 升。宝爸、宝妈需牢记经皮测胆红素数值是估计值，需要动态参考数值的变化，可以按时间顺序记录数据变化趋势。

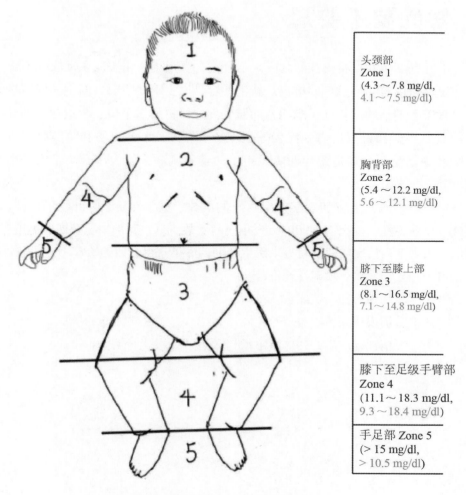

头颈部
Zone 1
(4.3～7.8 mg/dl,
4.1～7.5 mg/dl)

胸背部
Zone 2
(5.4～12.2 mg/dl,
5.6～12.1 mg/dl)

脐下至膝上部
Zone 3
(8.1～16.5 mg/dl,
7.1～14.8 mg/dl)

膝下至足级手臂部
Zone 4
(11.1～18.3 mg/dl,
9.3～18.4 mg/dl)

手足部 Zone 5
(> 15 mg/dl,
> 10.5 mg/dl)

图示：新生儿黄疸的Kramer目测法
黑色和红色的数字分别代表足月儿和
低出生体重儿的黄疸值

## （3）血清胆红素测定法

血清胆红素测定是监测新生宝宝黄疸的精确方法，常用有静脉血和微量血胆红素测定两种方式，不受皮肤表面因素的干扰，可避免经皮胆红素测定的误差，是临床诊断和治疗决策的金标准。是否需要采取血清胆红素测定应在专科医生建议下进行。

# 呕吐要不要紧

呕吐是新生儿期常见症状之一。呕吐是一种反射，由腹肌主动收缩使部分或全部胃内容物通过口腔排出。新生儿容易发生呕吐主要与新生儿胃容量小、食管下端括约肌松弛、幽门括约肌较发达、胃呈水平位、肠道神经调节功能差及胃酸和胃蛋白酶分泌少等生理特点有关；大脑皮质和第四脑室下的呕吐中枢受全身炎症或代谢障碍产生的毒素刺激或颅内压升高，均可引起呕吐。

宝爸、宝妈需要密切观察宝宝呕吐的次数、量、性质，呕吐物的气味、颜色，皮肤弹性，前囟有无凹陷，大小便的次数、量，腹部情况及四肢温度、颜色。出现下列情况需要及时寻求医生帮助，尽早获得合适的治疗。

（1）频繁、大量、喷射性地呕吐。

（2）呕吐物为血性、黄绿色。

（3）宝宝烦躁哭闹、腹胀。

（4）宝宝精神反应不好，体重不增等。

## Medical Advice  就医须知

# 新生儿常见问题的处理

本章节讲解了一些发生在新生宝宝身上常见的症状和问题，并科普了该如何处理，一来缓解宝爸、宝妈的育儿焦虑，二来科普了一些需要及时就医的问题，延误治疗对宝宝的健康成长极其不利。

# 脐炎

脐带提供胎儿与胎盘之间的血流，在出生时会被夹闭并剪断。脐带部位血栓形成和脐血管收缩，导致组织分解和脐带残端上皮化，最终脐带脱落形成脐，俗称肚脐。脐带结扎后，多种微生物菌群可在脐部定植，脐带残端的失活组织是细菌良好的培养基。如果护理不当，容易引发脐炎，严重者脐残端的微生物会进入血管，导致宝宝全身感染。

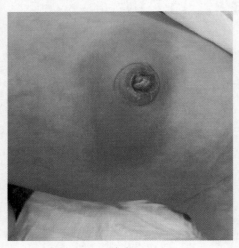

脐炎

新生儿脐炎时在脐带局部可见脐带残端排出脓性分泌物，脐周变硬、发红和压痛，严重的宝宝还会有嗜睡、发热、易激惹或喂养困难等表现。

宝爸、宝妈在日常护理中需要常规消毒脐部，注意检查脐部是否有分泌物，是否局部有发红等表现。轻度脐炎可以消毒处理。如果发现宝宝有嗜睡、发热、易激惹或喂养困难等表现时，需要及时就医，完善脐带微生物培养并积极治疗。

# 脐带延迟脱落

脐带延迟脱落并没有具体的定义，主要是由于正常脐带脱落的时间存在差异。一般来说，出生 3 周后脐带仍存在，则很可能表示脐带脱落延迟。脐带脱落延迟可与潜在的免疫缺陷、感染或脐尿管异常有关。对于脐带脱落延迟且存在脐部感染征象的宝宝，应评估其中性粒细胞功能。白细胞黏附缺陷的宝宝常存在脐带延迟脱落的现象。

脐带护理过程中不应外用酒精，使用酒精消毒脐带可能会杀死有助于脐带干燥和脱落的细菌，导致脐带脱落延迟。保持纸尿裤折叠在脐部之下，将脐部暴露于空气中，有助于脐带干燥、脱落。在某些情况下，脐带延迟脱落可能需由医护人员使用剪刀或手术刀，在紧邻正常皮肤处去除干燥组织，从而移除脐带断端。

# 脐肉芽肿

脐肉芽肿是脐带脱落后脐基底部存在的多余组织，是一种柔软、湿润、粉色，通常有蒂的脆性肉芽组织病变，大小不一，长度为 3～10 毫米。大多是因脐带脱落后持续性分泌浆液性或血液性分泌物，或因脐周湿润被发现。

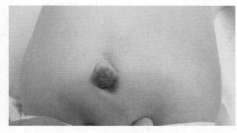

脐肉芽肿

外用 75% 的硝酸银可治愈多数脐肉芽肿。但硝酸银使用不当会导致周围皮肤化学烧伤或染色，家长不可自行使用，需要就医处理。部分硝酸银处理无效的病例，需外科结扎肉芽组织。

# 卵圆孔未闭

卵圆孔是胚胎时期房间隔中部的一个开放区，胎儿期由于血流是从右向左，使卵圆孔持续开放。生后建立了正常的肺循环，使卵圆孔功能性闭合，随着心脏的生长，存在自然愈合的趋势，通常 1 年后达到解剖性闭合。

如果在胎儿出生后行心脏超声检查仍可以探及卵圆孔，即发现卵圆孔仍旧未能闭合的，称作卵圆孔未闭。单纯卵圆孔未闭的宝宝一般无不适表现，部分与成年后隐匿性脑卒中、偏头痛和血管性头痛以及斜卧呼吸－直立性低氧血症综合征等有关。

若宝宝有卵圆孔未闭，需要定期随访，甚至随访至成年，在专科医生的指导下适时治疗。

# 动脉导管未闭

胎儿期动脉导管是连接胎儿肺动脉主干和主动脉的重要血管，将血液从肺动脉转运到主动脉，使血液不需要经过肺到达全身，完成胎儿血液循环。出生后，随着宝宝呼吸的建立，动脉导管收缩、闭合。

动脉导管通常会在宝宝出生后10～15小时发生功能性闭合，一般在出生后2～3周完全闭合。如果宝宝出生后不能完全闭合，即发生动脉导管未闭。

动脉导管未闭可以单独发生，也可伴随其他先天性心脏病变，临床表现差异较大，主要与心脏内部血液分流程度有关。无论有没有临床表现，宝爸、宝妈都要带宝宝定期随访。

# 鹅口疮

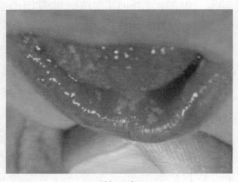

鹅口疮

鹅口疮是由白色念珠菌引起的口腔黏膜感染，又称为口腔念珠菌病，是新生儿期的常见病。

白色念珠菌可在健康人的皮肤表面、肠道、阴道寄生，一般情况并不致病，当身体免疫力低下或受抑制时可致病，而新生宝宝的免疫力相对较低，是白色念珠菌的易感人群。

新生儿鹅口疮常见于以下原因：喝奶用具消毒不严，乳母乳头不洁，或喂奶者手指污染；出生时经产道感染；长期使用广谱抗生素或肾上腺皮质激素；慢性腹泻；经医护人员手的传播，院内交叉感染；接触感染念珠菌的食物、衣物和玩具。

宝宝患鹅口疮时，口腔黏膜上出现白色如凝块样物，常见于颊黏膜、上下唇内侧、牙龈、上颚等处，有时波及咽部，白膜不易拭去。患处无疼痛感，不影响吸吮，无全身症状，宝宝偶可表现拒乳、喂奶时哭闹、流涎等。

　　当全身免疫力下降时，如有先天性获得性免疫缺陷的患儿，病变可蔓延至咽后壁、食管、肠道、喉头、气管、肺等处，出现呕吐、呛奶、吞咽困难、声音嘶哑、呼吸困难等症状。此菌偶可侵入血液导致败血症、脑膜炎等严重并发症。

　　绝大多数情况下，健康的足月宝宝和没有免疫缺陷的宝宝患了鹅口疮，局部抗真菌治疗就可以治愈。如果是顽固性、反复、全身广泛感染的宝宝，建议至医院评估真菌的种类和宝宝的免疫情况，治疗需要在医生指导下进行，切勿自行用药。

　　采用局部抗真菌药物首选制霉菌素，配制 10 万单位 / 毫升的混悬液给宝宝涂抹患处，每侧颊部各使用 0.5 毫升（含 5 万单位制霉菌素），每天使用 4 次，通常需要连用 5 ~ 10 天，不超过 14 天。

　　鹅口疮重在预防。宝爸、宝妈将宝宝的餐具、奶瓶、安抚奶嘴等单独清洗并煮沸消毒；宝妈在每次母乳喂养前，要用温水将乳头冲洗干净；宝爸、宝妈在每次接触、护理宝宝前洗净双手，以免将细菌传染宝宝。

# 湿疹

　　新生儿湿疹是一种常见的过敏性皮肤病，也常被称为"奶癣"。好发于新生儿的两颊及前额、臀部及四肢屈侧，容易复发，伴有瘙痒。该病可导致宝宝烦躁不安、哭闹不止，常常影响睡眠质量，如果不及时治疗，病情加重，进而影响生长发育。

　　新生儿湿疹的病因较多且复杂，包括内因和外因。内因主要包括遗传因素，同时因新生儿皮肤娇嫩，角质层尚未发育成熟，真皮层较薄，纤维组织稀少，导致皮肤屏障功能减弱，易受生活中各种外界环境因素刺激和致病物质入侵（如细菌、病毒、真菌、过敏原、化学接触物等）。外因主要是指对食物、吸入物或接触物不耐受或过敏。比如孕乳期母亲食用大量辛辣刺激的食物、洗护用品中的化学添加剂、日光、环境温度等。

　　宝宝湿疹有多种多样的形态，主要分为渗出型、干燥型和脂溢型。渗出型湿疹多发生于肥胖体质的宝宝，初起于两颊，发生红斑，境界不清，红斑上可出现密集针尖大丘疹、丘疱疹、水疱和渗液。渗液干燥则形成黄色厚薄不一的痂皮，常因剧痒、搔抓、摩擦而致部分痂皮脱落，显露有多量渗液的鲜红糜烂面。严重者可累及整个面部及头皮。如有继发感染可见脓疱，并发局部淋巴结肿大，甚至发热等全身症状。少数患儿由于处理不当，扩展至全身变为红皮病，并常伴有腹泻、营养不良、全身淋巴结肿大等。

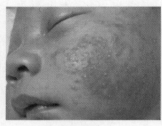
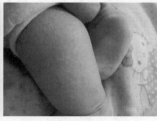
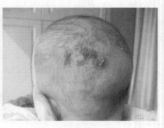

渗出型湿疹     干燥型湿疹     脂溢型湿疹

干燥型湿疹常见于瘦弱的患儿，为淡红色的暗红色斑片、密集小丘疹而无水疱，皮肤干燥无明显渗出，表面附有灰白色糠状鳞屑。常累及面部、躯干和四肢。慢性时亦可轻度浸润肥厚、皲裂、抓痕或结血痂。

脂溢型皮损发生在头皮、耳后等皮脂腺发达区，可产生黄色厚痂，但基本特点和渗出型相似。

# 湿疹的治疗

### （1）局部外用药物

需依据宝宝湿疹的临床表现及类型，选择不同的药物。急性期渗出较重时以冷敷治疗为主，亚急性期渗出较轻时可外用硼锌糊等糊剂，慢性期或皮疹初发但尚无渗出时可外用软膏或霜剂。

### （2）全身用药

瘙痒或炎症较重时，可口服抗组胺类药物，如氯雷他定或西替利嗪等，可减轻皮疹瘙痒，并有一定抗炎效果。渗出较重或可疑感染的皮损可合并应用抗菌药物；如有明确细菌感染或伴有发热等全身症状的患儿，可应用抗感染药物。全身用药需在医生指导下使用，切勿自行用药。

### （3）护理

清洁、通风、凉爽和无烟的舒适生活环境能够对新生儿湿疹起到很好的预防作用。环境的温度为 22 ~ 26℃，湿度保持在 50% ~ 60%，保证皮肤、呼吸道舒服。避免高温、高湿环境加重瘙痒，宝宝出汗会加重湿疹，空气太干燥会刺激皮肤。家长应注意将室温维持在一个合适水平。推荐大量使用皮肤保湿剂，每天使用次数至少 2 次，可用到每日 4 ~ 5 次，每周使用 150 ~ 200 克保湿霜，确保宝宝的皮肤一直处于水润的状态，效果更好。此外，需要经常为宝宝修剪指甲或佩戴棉手套，避免宝宝搔抓患处造成皮肤感染。

# 脓疱疹

脓疱疹是一种新生儿期常见的化脓性皮肤病，其传染性很强，容易发生自身接触感染和互相传播。由于宝宝皮肤非常细嫩，皮脂腺分泌旺盛，细菌容易堆积在皮肤表面。宝宝表皮的防御功能比较低下，当皮肤有轻度损伤时，就容易致病。

脓疱疹的病原多来自家属或医务人员不洁净的手，或者宝宝接触了被细菌感染的衣服、纸尿裤和包被等。在与化脓性皮肤感染的成年人接触后，或母亲患有乳腺炎时也会增加新生儿的患病概率。

脓疱疹通常好发在头面部、纸尿裤包裹区和皮肤的皱褶处，如颈部、腋下、腹股沟等处，也可波及全身。脓疱表皮薄，大小不等，周围无红晕，较周围皮肤稍隆起，脓疱破裂后可见鲜红色湿润的基底面，此后可结一层黄色的薄痂，痂皮脱落后不留痕迹。轻症患儿没有全身症状，重症患儿常伴有发热，喝奶不好，黄疸加重等症状。

脓疱疹若能及时接受治疗，可以很快痊愈，否

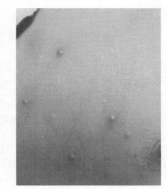

脓疱疹

则容易迁延不愈，甚至出现大脓疱造成大片表皮剥脱。治疗脓疱疹可外用抗生素软膏如莫匹罗星软膏。若脓疱很多、宝宝精神不好时，应及时就医，如久拖不治，有可能发展为败血症，危及生命。

预防脓疱疹要做到保持新生儿皮肤清洁，衣着要适宜，不要让新生儿出汗过多。保护新生儿的皮肤不受损伤，衣服、纸尿裤和被褥要柔软。护理新生儿时动作要轻，勤给宝宝剪指甲，以免抓伤皮肤。避免与皮肤感染的患者接触，护理新生宝宝前要认真洗手。

# 尿布皮炎

尿布皮炎常发生在新生儿肛门周围及臀部等纸尿裤遮盖部位，属于接触性皮炎。纸尿裤被尿液、粪便或其他液体（如汗液）浸湿不能及时更换，皮肤长期处于密闭、潮湿的环境中导致正常的皮肤屏障功能被削弱，尿液和粪便中的刺激物及外界摩擦力所引起的会阴部、臀部纸尿裤包裹处皮肤发生刺激性接触性皮炎，严重者可致皮肤溃烂及表皮剥脱。

皮损见于接触纸尿裤的位置，如臀部隆突处、外阴部、下腹部及腹股沟内侧。皮损边界清楚，开始为轻度潮红、肿胀，逐渐出现丘疹、水疱、糜烂渗出等。可继发细菌感染或念珠菌感染，出现脓疱或溃疡。根据严重程度分为三级四度，三级指0级、1级、2级，四度依次为正常皮肤、轻度（皮肤红疹、无破损）、中度（皮肤红疹，部分皮肤破损）、重度（皮肤红疹、大面积皮肤破损非压力性溃疡）。

根据尿布皮炎的严重程度，给予针对性的护理措施。

### 婴幼儿尿布皮炎严重程度评估

| 分级 | 0级 | 1级 | 2级 | |
|---|---|---|---|---|
| 分度 | 正常皮肤 | 轻度尿布皮炎 | 中度 | 重度 |
| 临床表现 | 正常皮肤 | 皮肤红疹，无破损 | 皮肤红疹，部分皮肤破损 | 大面积皮肤破损或非压力性溃疡 |

### （1）0级（无尿布皮炎）

每次更换纸尿裤时清洁皮肤后涂抹滋润油（如润肤霜、凡士林、鞣酸软膏等），不建议使用爽身粉。

### （2）1级（轻度尿布皮炎）

在皮肤发红处涂抹不含乙醇、有隔离作用的皮肤保护剂，将乳膏、软膏或糊剂形式的外用屏障制剂作为轻度尿布皮炎的一线治疗药物，在皮肤表面形成保护膜，隔绝粪便、尿液对皮肤的刺激。

### （3）2级（中度/重度尿布皮炎）

若有液体渗出应先处理渗出液，再涂吸收性粉状药物（如羧甲基纤维素钠粉末或其他成分的造口护肤粉），最后涂抹不含乙醇的皮肤保护剂。如合并真菌感染，可在涂抹抗真菌粉剂后使用皮肤保护剂覆盖或遵照医嘱使用抗真菌药物。

严格遵照医嘱用药，不建议常规使用抗生素药膏预防和治疗尿布皮炎，不建议局部使用激素类药物。实施以上措施后，如皮肤状况在72小时后无改善或迅速恶化，应到医院就诊。

预防新生儿尿布皮炎的发生要做到以下几点：选择高吸收性、透气性好、质量可靠的纸尿裤；纸尿裤应型号合适、松紧适宜；若对纸尿裤过敏，应更换其他品牌或选用柔软的棉质尿布；勤换纸尿裤，每2～3个小时更换1次，敏感性皮肤增加更换频次；排便、排尿后及时更换纸尿裤，保持纸尿裤区域皮肤清洁、干燥。

# 牛奶蛋白过敏

牛奶蛋白过敏是由于牛奶中的某些蛋白质分子在肠道中未经充分消化裂解导致的免疫反应，可由免疫球蛋白E（IgE）介导、非IgE介导或两者混合介导。全球牛奶蛋白过敏的发生率为2.5%～3.0%，我国婴幼儿牛奶蛋白过敏的发病率为0.83%～3.5%。近50%的病例于新生儿期发病，多在出生后2～6

周发生，男婴较多。

新生宝宝牛奶蛋白过敏的表现是多样的，主要表现为接触牛奶蛋白24～48小时出现呕吐、腹胀、腹泻，也可出现激惹、发热、湿疹、鼻炎等，大便含有大量奶块，少量黏液，严重者大便中可有血丝甚至肠道出血或乳糜泻，可出现脱水、营养障碍、贫血、体重不增等。

牛奶蛋白过敏主要根据宝宝的症状，结合食物的回避和再引入后症状的变化进行判断。比如回避牛奶以后所有症状消失，而再次接触牛奶以后过敏症状再次出现，符合这样的表现基本上可以考虑牛奶蛋白过敏。必要的时候需要进行皮肤点刺试验和食物激发试验，当然这些试验都应由接受过严重变态反应治疗训练的医生来实施。

牛奶蛋白过敏的宝宝如何选择奶制品呢？

### （1）配方奶粉喂养的宝宝

建议采用无敏或低致敏性配方奶粉，无敏或低致敏性配方指的是通过水解工艺，将牛奶中完整的大分子蛋白切割成小分子，从而降低抗原性的奶粉。根据水解程度不同，可以分为部分水解蛋白、深度水解蛋白以及氨基酸奶粉。

### （2）母乳喂养的宝宝

发生牛奶蛋白过敏的风险很低，如果母乳喂养的宝宝诊断了牛奶蛋白过敏，那么母亲也应该回避牛奶及其制品。与此同时，母亲需补充维生素D和钙剂。如果母亲需要进食牛奶，可以选择深度水解蛋白或者氨基酸配方的奶制品作为替代食品。

### （3）特殊配方奶粉喂养的宝宝

选择符合宝宝生长发育需要的特殊配方奶粉。只要宝宝摄入足量，宝爸、宝妈无需额外添加其他营养成分。牛奶蛋白过敏的宝宝不建议食用大豆和羊奶配方的奶粉，90%的牛奶蛋白过敏的宝宝存在羊奶交叉过敏，30%～50%存在与大豆蛋白交叉过敏，因此不建议食用。

牛奶蛋白过敏是个不简单的问题，但是只要做到合理回避、科学喂养、定期随访、适时再引入，那就一定能让宝宝顺利过渡到正常饮食，健康成长。

# 乳糖不耐受

乳糖不耐受是由于乳糖酶分泌少，不能完全消化分解母乳或牛乳中的乳糖所引起的非感染性腹泻，又称乳糖酶缺乏症。新生儿乳糖酶缺乏并不少见，据国内研究，新生儿乳糖吸收不良发生率约为 40%，占所有乳糖酶缺乏患者的 12% ~ 30%。

母乳和牛乳中的糖类主要是乳糖，小肠（尤其空肠）黏膜表面绒毛的顶端乳糖酶的分泌量减少或活性降低就不能完全消化和分解乳汁中乳糖，部分乳糖经大便排出体外，使粪便中还原糖增加，部分留在结肠内的乳糖被结肠菌群酵解成乳酸、氢气、甲烷和二氧化碳，乳酸刺激肠壁，增加肠蠕动而出现腹泻。腹泻为乳糖不耐受的主要表现形式。

乳糖不耐受分为 4 种类型：先天性乳糖酶缺乏、发育性乳糖酶缺乏、原发性乳糖酶缺乏、继发性乳糖酶缺乏。除先天性乳糖酶缺乏不能摄入乳糖外，其他类型都可根据具体情况适当摄入乳糖。

多数乳糖不耐受的宝宝在出生后均有不同程度腹泻，每日可多至十余次，大便性状呈现黄色或青绿色、蛋花汤样或稀糊状便，夹有奶块，多有泡沫、酸臭味。均伴有腹胀和不同程度的不安、易哭闹，排便后好转。少数可有呕吐。重症可发生脱水、酸中毒、黏液血便及小肠坏死，但均未见发热症状。大便还原糖和酸碱值（pH）测定可提示乳糖不耐受症。乳糖不耐受的宝宝由于长时间腹泻和呕吐，生长发育受到影响，体重及身长均偏低，贫血、骨质疏松等发生率较高于正常宝宝。

乳糖不耐受的宝宝多数是以母乳喂养为主，起病多在新生儿期，不超过 4 个月龄，症状以腹泻为主，可伴烦躁不安，偶发肠绞痛。大便常规化验阴性，粪便还原糖阳性和 pH 测定 < 5.5 则提示乳糖不耐受，使用乳糖酶制剂治疗效果好。

乳糖不耐受如大便次数不多但未影响生长发育，不需要特殊治疗。若大便次数多，体重增加缓慢，则需饮食调整。可先选用无乳糖或低乳糖奶粉喂养以促进肠道功能的恢复，待腹泻停止后，再根据患儿的耐受情况，改用母乳和无乳糖配方乳混合喂养，逐渐增加母乳喂养次数。如需长期用无乳糖或低乳糖奶粉喂养应动态监测宝宝的钙磷代谢及生长发育情况。

在每次喂养前尝试添加适当的乳糖酶。选购乳糖酶时，要看乳糖酶的含量和成分，最好选购成分单纯的产品。部分婴儿使用乳糖酶效果不好，可以更换为无乳糖奶粉。

补充含 β－半乳糖苷酶的益生菌可消化乳糖，延缓胃排空，促进小肠绒毛上皮细胞增生，有利于乳糖酶的恢复，如动物双歧杆菌、嗜酸乳杆菌、鼠李糖乳杆菌等。

# 腹泻

腹泻是新生儿期最常见的胃肠道疾病，新生儿生长发育快，所需能量和营养物质多，胃肠道负担重，而新生儿消化道发育不成熟，免疫系统尚未发育完善，一旦喂养不当或胃肠道感染，就容易发生腹泻。

## （1）生理性腹泻

母乳喂养的新生宝宝每天大便可以多达 8 次，甚至 10～12 次，大便通常较稀薄，但宝宝精神好，喝奶好，体重增长正常。只要合理喂养，加强护理，注意宝宝的精神、食欲、体重变化，一般无需特别处理，不必担心。

## （2）乳糖不耐受

乳糖不耐受是由于乳糖酶分泌少，不能完全消化分解母乳或牛乳中的乳糖所引起的非感染性腹泻，主要症状是腹泻每日数次至 10 数次，大便多为黄色或青绿色稀糊便，或呈蛋花汤样，泡沫多，有奶块，少数患儿有回奶或呕吐表现。患儿还会伴有腹胀和不同程度的哭闹，排便或经治疗后腹泻好转。

## （3）喂养不当

冲调的奶粉浓度过高、糖浓度过高、奶液过凉或过早添加米糊等淀粉类食物，都容易导致新生儿腹泻。这种情况下的大便含泡沫，带有酸味或腐烂味，有时混有消化不良的颗粒物及黏液，常伴有呕吐、哭闹。需要纠正不科学的喂养方法，合理喂养才能改善腹泻。若症状不能改善，应到医院接受治疗。

### （4）牛奶蛋白过敏

指对配方奶粉中的蛋白质过敏，有遗传性过敏体质的新生儿更容易产生对蛋白质过敏的症状。使用配方奶喂养者腹泻超过2周，大便可混有黏液和血丝，伴随湿疹、荨麻疹、气喘等症状。人工喂养患儿可采用无敏（氨基酸奶粉）或低敏（深度水解蛋白粉）配方粉喂养，混合喂养患儿继续母乳喂养，嘱母亲在哺乳期间禁食牛奶、奶制品及蛋制品，症状不好转应及时就医。

### （5）病毒感染性腹泻

轮状病毒是秋冬季婴幼儿病毒感染性腹泻的主要病原。其传染性很强，能在家庭、幼托班及儿科病房流行。发病时大便呈黄稀水样或蛋花汤样，量多，无脓血，有时伴有呕吐、发热，容易出现尿少等脱水症状。需要立即到医院就诊，医生会根据宝宝的情况进行补液。

### （6）细菌感染性腹泻

细菌感染造成的腹泻一般表现为大便次数多且含黏液脓血，常合并呕吐、发热、精神萎靡。家长应立即带宝宝到医院就诊，在医生的指导下选择有针对性的抗生素和补液治疗。感染性腹泻的宝宝需要消毒隔离，奶瓶要经常消毒，衣物要勤洗、勤晒。

宝宝腹泻期间，宝爸、宝妈要注意预防脱水，补充水分和电解质，密切观察宝宝病情的发展。如果宝宝出现烦躁不安加重，哭的时候眼泪少，看上去口干舌燥，用手捏起大腿内侧的皮肤然后马上松手时，皮肤皱褶变平的时间超过2秒，表明宝宝脱水严重，或者在家已经治疗了3天，但症状不见好转，频繁出现大量水样便，呕吐加剧，不能正常进食进水，补液后仍有尿少，发热、便中带血等症状，则须尽快带宝宝去医院治疗。

此外，对宝宝的臀部要加倍呵护。宝宝每次排便后，要记得用温水冲洗，干燥后可涂护臀膏。注意在局部皮肤潮湿状态下涂护臀膏有可能加重局部损伤。

预防宝宝腹泻要注意：饮食卫生，消毒食具，喂养者或家庭成员有感染性疾病时注意隔离，避免交叉感染；提倡母乳喂养，坚持正确的喂养方法，做到按需哺乳，在夏季及宝宝生病时不宜断母乳；科学喂养，母乳不够或太少可采取混合喂养及人工喂养；当宝宝食欲不振时，不要强制宝宝进食；加强护理，及时给宝宝添衣减衣，保持环境温度适宜，注意腹部的保暖。

# 蓝光治疗

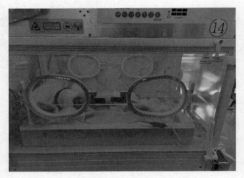

蓝光治疗仪

蓝光照射是治疗新生儿黄疸的一种简便、安全、有效的方法。通过蓝光灯（波长主峰在 425～475 纳米）对皮肤进行照射，可使血清中的间接胆红素产生异构体，将胆红素由脂溶性转化为水溶性，经胆汁及尿液排出体外，降低血清间接胆红素浓度。蓝光治疗方法可分为单面光疗、双面光疗、光疗毯光疗等。

蓝光治疗会对眼睛及生殖器有一定的影响，因而必须对眼睛和生殖器用专用眼罩和纸尿裤进行保护；其他不良反应有发热、腹泻、皮疹等，为一过性，停止蓝光治疗后会很快消失。

# 新生儿 ABO 溶血病

新生儿 ABO 溶血病是指母婴血型不合引起的同种免疫性溶血性疾病。母亲的血型抗体通过胎盘引起胎儿、新生儿红细胞破坏。这类溶血性疾病仅发生在胎儿与早期新生宝宝，是新生儿溶血性疾病中常见的病因。其中以 ABO、Rh 血型系统不合引起的最常见。

ABO 血型不合溶血病常发生在母亲血型为 O 型，父亲血型为 A 型、B 型或 AB 型。比如 O 型血的妈妈怀了由父亲方遗传而来的 A 型血的胎儿，当 A 型胎儿红细胞进入妈妈体内时，妈妈体内会产生抗 A 抗体，抗 A 抗体经胎盘再进入宝宝体内，导致宝宝的红细胞破坏而溶血。但并不是所有 O 型血妈妈所生的宝宝都会发生溶血病，而是有的宝宝会发病，有的宝宝不发病，有的症状轻，有的症状重。这与母亲抗体的量多少，抗体与胎儿红细胞的结合程度，A（B）抗原的强度及胎儿代偿性造血能力有关。

新生宝宝溶血时主要表现有黄疸（一般在生后 24 小时内出现黄疸），不同程度的贫血，肝脾肿大。ABO 溶血程度一般较轻，大多不需要特殊治疗，只要及时进行蓝光照射和药物治疗，宝宝的病情都可以缓解。但若延误治疗，黄疸加重可以引起胆红素脑病，引发死亡或运动功能障碍、智力落后等后遗症。宝宝出生后应密切观察黄疸指标，若黄疸升高快则需积极接受治疗，大多数预后良好。

# 耳郭形态异常

新生儿耳郭畸形是指宝宝出生后耳郭的结构或形态异常，主要表现为耳郭增大、减小、缺损或出现异常赘生物等。耳郭畸形绝大部分是先天引起的，如遗传，孕妇在孕期感染梅毒、病毒，服用某些药物或患有代谢性、内分泌紊乱等疾病，或接触某些化学物质及放射线等。

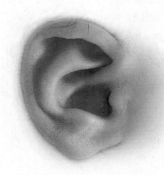
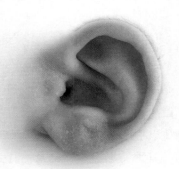

右耳　　　　　　　　　　左耳

标准耳郭外形（照片来自中山大学附属第一医院）

新生儿耳郭畸形可分为结构畸形和形态畸形。结构畸形可伴随不同程度的听力障碍，形态畸形在声波收集能力上存在差异。耳郭畸形可导致宝宝存在性格障碍，增加家庭经济负担。

耳郭形态畸形是指胚胎发育后期耳郭发育已完善，无外耳道及中耳畸形，但存在皮下耳软骨形态异常的畸形，新生儿期干预治疗能得到良好效果。

耳郭形态异常包括八种类型：招风耳、猿耳（Stahl's）、杯状耳、垂耳、耳轮脚横凸（Conchal Crus）、环缩耳、耳轮畸形和隐耳。

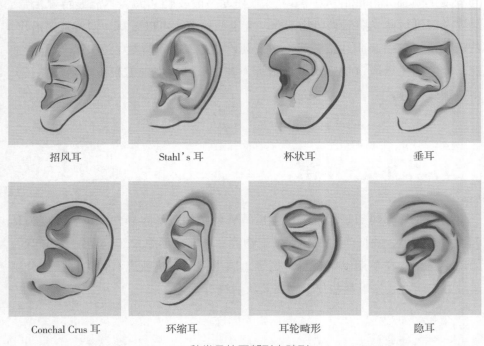

| 招风耳 | Stahl's 耳 | 杯状耳 | 垂耳 |
| Conchal Crus 耳 | 环缩耳 | 耳轮畸形 | 隐耳 |

8 种常见的耳郭形态畸形

新生儿体内含有母体循环系统的雌激素，雌激素可在一定程度上增加耳郭软骨中透明质酸的浓度，使耳软骨具备高柔韧性和延展性。基于这一机制，对新生儿畸形耳郭可进行力学矫正，从而避免学龄期手术矫正的风险和创伤。目前，耳郭矫形治疗器材及治疗方式大致分为 4 类。

（1）外科胶带或绷带粘贴固定。

（2）可塑性合成物塑形，然后胶带或绷带粘贴固定。

（3）丝状夹板配合胶带或绷带粘贴形成夹板固定。

（4）佩戴 EarWell 幼儿耳矫正系统。

新生儿耳郭形态异常矫形过程无痛、无创。个别宝宝会出现表浅皮肤过敏、皮疹等不良反应，极少数可能出现皮损及感染，及时处理亦能治愈。

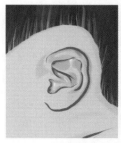

局部头发处理

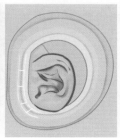

安装底座

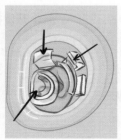

牵引钩

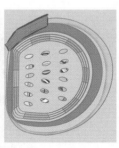

外盖

无创矫形系统

耳郭畸形的最佳治疗时间窗是新生儿出生后第 7～21 天，即出生后观察 7 天，如果畸形没有改善，建议进行无创矫形，治疗周期是 4～6 周；超过 30 天的宝宝治疗时间可能延长 6～8 周；超过 3 个月的宝宝较难进行无创矫形，可以选择长大至 6～7 岁进行全麻耳郭手术整形。

无创矫形的成功率和治疗时间密切相关，越早治疗，治愈率越高；21 天内进行治疗，治愈率在 96% 以上；如果超过 30 天的有效治疗时间窗，治愈率会随之下降。

耳郭无创矫形后应该在治疗周期内按照医生要求，定期回访（1～2 周）。当透过矫形器外盖窗口发现宝宝耳郭皮肤出现异常如变红或渗液，立即与医生取得联系，及时处理。耳郭皮肤黏胶具有较好的黏合性，可以稳定黏合 14～17 天，耳郭皮肤需要尽可能保持干燥。

宝宝洗澡时要注意防水，避免牛奶、配方食物或呕吐物流入污染矫形器底架，一旦出现应及时联系医护人员，同时摘除外盖，清洗外耳和矫形器各部件。此外，避免宝宝出汗过多，保持矫正侧耳周干燥清洁，避免固定底部基座的胶带失去黏附力。

# 发热

发热是新生儿的常见症状之一，通常将新生儿的核心温度 ≥ 37.5℃定义为发热。新生儿发热可以分为以下几种类型。

新生儿发热的类型

| 发热的类型 | 数值的范围 |
| --- | --- |
| 低热 | 37.5～38℃ |
| 中等热 | 38.1～39℃ |
| 高热 | 39.1～41℃ |
| 超高热 | 41℃以上 |

新生儿的体温中枢尚未发育成熟，对产热和散热的调节功能差，加上新生儿皮下脂肪薄，体表面积相对较大，体温易受周围环境温度影响。因此，许多因素都可以引起新生儿发热。

## （1）环境因素引起

当宝宝周围的环境温度过高，如包裹过严过多、新生儿暖箱温度及光疗箱温度设置过高、辐射床温控探头脱落等均可引起新生儿体温迅速升高。

## （2）新生儿脱水热

多发生在生后 3～4 天正常的宝宝，体温突然升高至 39～40℃，多表现为烦躁不安、啼哭、面色潮红、呼吸增快，严重者口唇干燥、尿量减少或无尿。新生宝宝出生后经呼吸、皮肤蒸发等非显性失水以及排出大、小便等丢失大量水分，而生后 3～4 天母乳量较少，未能及时补充水分导致宝宝血液浓缩而发热。补充水分及降低环境温度可缓解发热。

## （3）新生儿感染引起发热

各种病原体引起局部和全身性感染会引起新生儿发热，如败血症、肺炎、脐炎、尿路感染、化脓性脑膜炎等。但新生宝宝感染时并不一定会发热，相反，有时严重的感染可能发生低体温。

## （4）其他

先天性外胚叶发育不良的宝宝，因汗腺缺乏，散热障碍，可引起发热，骨骼肌强直和癫痫持续状态等因新生儿代谢升高也可引起发热，新生儿颅内出血也可引起中枢性发热。母亲分娩时接受硬膜外麻醉也可引起母亲和新生儿发热。

宝宝出现发热，首先应当明确发热的原因，如发热为感染引起，应查明感染源，积极控制感染。环境因素引起发热，应去除原因，如降低室温，打开新生儿的包裹，调节暖箱、光疗箱温度，检查辐射保暖台皮肤温度电极是否松动等；如发热因脱水引起，应尽快补充水分。

# 发热的处理方法

新生宝宝发热，任何护理干预措施应以增加宝宝舒适感或减少不适感为首要目的。首选物理降温，降温的护理措施有以下几种。

## （1）去除病因

室内温度过高，应设法降低室温。室温调整为 18～20℃，相对湿度为 50%～60%，光线应柔和，避免强光刺激。室内人员不要太多，限制一次探视人数和时间，室内定时通风、换气，保持空气新鲜。

## （2）降温方式

体温高于 39℃时应尽快降温，以降低代谢率，减少耗氧量，防止惊厥发生。可给予物理降温，有以下三种方式。

- 加强散热：松解患儿衣被，促进体温下降，注意对腹部保暖。
- 冷敷降温：将冰袋置于血管丰富处（前额、颈部、腹股沟、双侧腋窝），每次放置时间不应超过 20 分钟，以免发生冻伤，或是用冷毛巾敷于前额、腋窝、腹股沟等大血管行走处，每 2～3 分钟更换一次。

- 温水擦浴：如体温＞39.5℃可给予温水擦浴，水温一般为32～34℃，擦浴部位为四肢、颈部、背部，并擦至腋窝、腹股沟、腘窝等血管丰富处，停留时间稍长，持续3～5分钟，以助散热。新生儿忌用乙醇（酒精）擦浴，酒精经皮肤吸收会造成不良影响。

### （3）病情观察与评估

- 了解发热的原因，判断有无外界环境导致的发热。
- 观察宝宝体温、脉搏、呼吸、神志、面色、食欲等。
- 观察病情进展，关注有无惊厥等并发症的发生。
- 观察宝宝的液体摄入量、尿量，注意有无脱水症状。

### （4）加强基础护理

- 皮肤护理：保持宝宝皮肤清洁干燥，及时更换湿掉的衣服，促进舒适度。操作过程中注意保暖。
- 口腔护理：高热时唾液分泌减少，口腔内食物残渣容易发酵，利于细菌繁殖。再加上抵抗力的下降，口腔炎症就会发生。因此高热时要特别注意口腔护理，每天2～3次，棉签蘸生理盐水清洁口腔。

# 低体温

低体温是指核心（直肠）温度≤35℃，低体温不仅可以引起新生儿硬肿病，还可致心、脑、肝、肾和肺等重要脏器损伤，甚至导致死亡。低温是一个危险信号，体温＜32℃时，病死率为20%～50%，体温低于30℃时，新生儿病死率高达61%。

新生宝宝低体温的原因有哪些呢？

### （1）受寒冷的影响

新生儿体表面积较大，皮下脂肪少，皮肤薄，血管丰富，散热大于产热。在环境温度降至中性温度以下时，身体通过氧耗提高新陈代谢来代偿性产热，但新生儿这种代偿不充分，当寒冷刺激强时，不能维持正常体温，导致低体温。

### （2）体温调节中枢发育不成熟

新生宝宝体温调节中枢不成熟，不能通过自身调节产热。如果摄入的热量过少，不易维持体温稳定，便会出现低体温。

### （3）早产儿、低出生体重儿

新生儿寒冷时主要依靠棕色脂肪代谢产热，但其代偿能力有限，早产儿能量储存少，摄入不足，体温调节能力差，环境寒冷时易发生低体温。胎龄越小，体重越轻，低体温发生率越高。

### （4）摄食不足

新生儿肝脏储存的糖原量很少，如果摄食不足，内生热不足，在生后18～24小时可耗尽。

### （5）疾病

新生儿患败血症、肺炎等感染性疾病、缺氧、心力衰竭和休克等疾病时，进食量减少，能量摄入不足，产热减少，在这种情况下，即使是正常散热，也可能出现低体温。

宝宝低体温时，皮肤温度常因末梢血管的收缩而首先下降，随后表现为全身凉，体温常低于35℃。新生宝宝的一般情况与低温的严重程度和潜在的疾病或并发症有关，宝宝常嗜睡、拒乳、少哭、少动，部分宝宝可见皮肤硬肿，始于四肢、大腿、臀部，可遍及全身，严重者可有代谢性酸中毒，血液黏稠，凝血功能障碍和神经功能障碍等多系统脏器损伤。

家长可以用手触摸宝宝的颈背部判断冷热：如温暖干燥，说明衣服和被褥刚刚好；如有汗液，说明宝宝有些热，需适当散热；如果发凉则说明有些冷，不要以手脚的冷热判断。手脚属于肢体末端，不能代表真实体温，最好以颈部的温度为准。若触及宝宝皮肤温度凉，则最好用体温计测量。

若测得体温36～36.4℃为轻度低体温，可怀抱宝宝通过皮肤接触升高体温，同时评估喂养是否充分，适当增加喂养量提高热量补充。

不要直接用热水袋接触宝宝，以免造成皮肤烧伤。如果体温降至 36℃以下，或者宝宝出现哭声变轻甚至不哭、手脚活动减少、不吃奶或者肤色变苍白等情况，请及时就医，进一步检查是否有感染、代谢异常等疾病，及时接受治疗。

# 拒乳

拒乳可以是新生宝宝表达感觉和要求的一种方式，通常由乳头混淆、母亲乳头异常及喂养方式不当等原因引起。但是拒乳也可能是新生宝宝严重疾病的一种表现，同时可伴有黄疸、意识障碍、哭声弱、呕吐、肌张力降低、多发畸形等一系列表现。

拒乳是新生宝宝常见的临床表现，根据病因可以分为生理因素和病理因素两方面。

## （1）生理因素

母亲乳头平坦、凹陷，乳头大小不适，增加了宝宝吸吮的难度；乳汁分泌不足，宝宝不愿接受空泛无味的吸吮，产生拒乳；产妇哺乳知识缺乏，不了解母乳喂养的优点；哺乳方式不当，如姿势不正确；宝宝尚未从睡眠中清醒、未及时更换纸尿裤等；配方奶冲配不当、奶嘴的选择不恰当；母亲剖宫产后切口疼痛、身体疲劳、心理紧张等。

宝宝乳头混淆，若开奶时使用奶瓶给宝宝喂养，之后以母乳亲喂，宝宝因对母亲的乳头和奶嘴有不同感觉，吸吮费力以致拒食母乳，这可能是造成宝宝不愿吸吮母亲乳头的主要原因。此外，还有来访者太多或环境变化大，宝宝感觉疲乏从而拒乳、哭吵等。

## （2）病理因素

- 感染相关病因：鹅口疮、感冒、中枢神经系统感染、败血症、肺部感染、皮肤感染、肠道感染、泌尿道感染等也会伴随拒乳、反应欠佳等全身症状，注意观察宝宝是否有发热、咳嗽、腹泻、反应低下、睡眠增多以及黄疸加重、烦躁哭闹等表现，需要及时就医。

- 非感染相关病因：口腔畸形（唇、腭裂，舌系带异常如过长或过短）、中枢神经系统疾病（缺氧缺血性脑病）、消化系统疾病（乳糖不耐受、牛奶蛋白过敏、胃食管反流等）、心血管系统疾病（如严重先天性心脏病、严重心律失常等）、代谢异常（如低血糖）、先天性遗传代谢性疾病。此外，如母亲用药和特殊饮食，咖啡、茶、可乐中的咖啡因会进入母乳，并使宝宝烦躁，或者母亲使用精神类药或麻醉药，宝宝也可以表现有反应低下，肌张力降低和呼吸减弱等，以及宝宝存在某些疼痛等。

# 拒乳的处理方法

宝宝生理性原因引起拒乳的处理主要包括加强护理、合理喂养和正确哺乳的宣教，并提供稳定的环境和关系等。

## （1）早接触、早吸吮

建立感情最敏感的阶段是出生后的最初几小时，这时的宝宝通常很安静，也很警觉。宝宝娩出后立即进行母婴皮肤接触，并开始吸吮，有利于早泌乳和促进母子感情。

## （2）树立母乳喂养的信心

进行母乳喂养知识培训，了解母乳喂养的益处，加强宣传教育工作，耐心疏导，帮助树立母乳喂养的信心。

## （3）选择母乳喂养的正确姿势

特别是剖宫产的宝妈，由于伤口的原因，初始很难采取正确的哺乳姿势。剖宫产的宝妈可以尝试半躺式，让宝宝避开伤口横躺在宝妈胸前，进行皮肤接触；也可以尝试侧卧式或橄榄球式哺乳，选择自己觉得舒服的姿势哺乳即可。

### （4）尽早纠正扁平、内陷乳头

对扁平、内陷的乳头做好乳房护理，使乳头凸出便于衔接。开始母乳喂养有困难时，有经验的护理人员应协助哺乳。

### （5）防止乳房过度充盈及乳汁分泌不足的发生

合理饮食，加强营养，保证休息和睡眠等。

针对生理因素所致的拒乳，应该根据母亲及新生宝宝的情况选择合适的喂养配方和喂养方式，包括母乳或者配方乳喂养，以及营造安静的哺乳环境等改善症状。同时，母亲可通过多种途径储备哺乳知识，如学习权威机构的资料，咨询医师、哺乳顾问、有经验的家人等。根据新生宝宝是否伴随其他病理表现，决定是否至医院就诊，及时获得正确有效的帮助。

通常通过哺乳知识的普及和指导即能够改善，一般不会产生明显不良后果。而对于病理因素所致的拒乳，需要密切观察新生儿是否伴随其他不适，如发热、哭吵、烦躁、呕吐、腹胀、腹泻、黄疸、体重增长不佳等，并及时进行积极有效的医疗干预，根据宝宝的病情和医师建议进行随访，以尽量避免各种不良预后的发生。

# 惊厥

新生儿惊厥是新生儿神经系统中最常见的症状之一，是指新生儿出现的大脑皮质功能暂时紊乱所导致的脑细胞异常放电的疾病，病因复杂，主要表现为全身或局部骨骼肌群突发性不自主强直、阵挛性抽搐，并诱发关节运动，这种运动多为全身性、对称性的，并常伴有意识障碍。此外，惊厥也可造成脑损伤，是新生儿围生期最重要的死亡原因之一，部分患儿还会遗留永久的神经系统后遗症，伴随其一生。国内报道，住院新生儿惊厥发生率为 4.5% ~ 14.5%，早产儿惊厥发生率为 8.6% ~ 27.4%。

新生宝宝惊厥的病因有很多，常见的有缺氧缺血性脑病、颅内出血、感染、代谢异常、新生儿破伤风、先天代谢性疾病、维生素 $B_6$ 依赖症、撤药综合征（母亲长期吸毒或使用镇静、麻醉、巴比妥类或阿片类药物）、胆红素脑病。

宝宝在确诊惊厥后，应给予积极抗惊厥治疗，防止大脑继发性损害，并寻找病因，明确病因后调整治疗计划。某些情况下（感染，酸碱值/电解质失衡），惊厥原因可以很快纠正。在其他情况下，需要先给宝宝用药止惊（如苯巴比妥）。

新生儿惊厥是否有长期影响取决于惊厥的原因。具有正常背景脑电波活动（非惊厥发作时）的宝宝，随着不断发育后惊厥逐步消失，完全恢复正常。其他类型的惊厥，可能有脑瘫或癫痫等风险。每个宝宝的状况不同，如有疑问，请及时咨询专业医护人员。

# 异常哭闹

新生儿哭闹是表达感觉和要求的一种方式，饥饿时要吃，纸尿裤湿了要换，过热或过冷要更衣，无事时可能要发音，这是正常的要求，属于生理现象，这种哭闹音调一般不很高。但另一种情况是对不舒适和对疼痛的表达，如身上被虫咬后感到痒，发生皮肤褶烂、肠绞痛、头痛、耳痛时，更要哭闹，这属于病理现象。

无论是否患病，所有宝宝在出生后的前3个月哭闹都比其他任何时期更频繁。那么，一天哭闹多长时间是正常的呢？一项研究发现，生后6周内的宝宝平均哭闹时间为每日117～133分钟，生后10～12周时下降至每日68分钟，但个体间存在较大差异。

新生儿哭闹很常见，多数时候并非疾病状态，只有少数情况可能意味着患病。家长需能识别出生理或病理现象。常见的病理性哭闹的原因有下列几种。

## （1）感冒时鼻腔堵塞

新生宝宝一般用鼻呼吸，鼻塞时只能用口呼吸，因不习惯会出现不安，待哺乳时需要闭口更无法吸气，只能放弃乳头大声啼哭。治疗可在喂奶前1～2分钟用生理盐水滴鼻，冲洗出分泌物后再喂。如无效可用0.5％麻黄碱滴鼻，但不宜多用和常用。

### （2）尿布皮炎

皮肤的皱褶处发生褶烂或大小便浸湿的纸尿裤未及时更换引起尿布皮炎，常是新生宝宝啼哭的原因。因此，平日要注意保持宝宝身上皱褶处的干燥，每次大便后应及时用温水清洗臀部，再涂以护肤剂（如鞣酸软膏）。一次性纸尿裤需要经常更换。

### （3）喂养不当

由于喂奶过多或过早添加淀粉类食品，或新生宝宝咽入空气过多，食物不能完全消化又有较多空气，引起胃部膨胀和呃逆，有时呕吐，而致哭闹。

### （4）乳糖不耐受症

乳糖需要小肠绒毛膜顶端分泌的乳糖酶分解和消化，亚洲人群中（包括中国）乳糖酶低下的发生率相当高。当发生于新生儿，表现为大便次数多，黄绿色稀便，夹有奶块，泡沫多。腹胀，排气多，肠鸣音增加，排气时常带出少量大便，用抗生素或止泻药无效。由于肠黏膜发育不成熟及乳糖酶活性暂时低下，过多的未水解的乳糖到结肠后，在菌群的作用下发酵成乳酸、氢气、甲烷和二氧化碳，乳酸刺激肠壁增加蠕动而引起腹泻。新生宝宝因腹部不适，常剧烈哭闹。治疗应减少母乳喂养次数，或代之以无乳糖的配方乳，可取得良好效果。

### （5）牛乳蛋白过敏

指身体对牛奶蛋白的高反应性，是新生儿最常见的食物过敏之一。牛奶中含有多种蛋白质，其中，α-乳清蛋白、β-乳球蛋白是引起牛奶过敏的主要过敏原，表现为过敏性皮疹（荨麻疹、湿疹等）、呕吐、腹泻、肠胀气、肠痉挛等。治疗推荐单纯母乳喂养（母亲避食牛奶及可能过敏的食物），不能母乳喂养的宝宝可选择适当的低敏配方奶粉，如深度水解配方奶粉甚至氨基酸奶粉。

### （6）肠道菌群失调

近年来，有观点认为，宝宝肠道菌群影响肠道功能和产气，导致腹部疼痛和过度啼哭。

### （7）其他原因的肠绞痛

肠套叠是由于一部分肠套入相邻的肠中，新生儿多为原发性，也可能因喂养不当，吞咽空气过多引起肠蠕动紊乱造成。肠套叠的症状为阵发性剧烈啼哭，常伴呕吐，休克时面色苍白，起病 4 ~ 12 小时后排出果酱样便或血便。但也有些表现面色苍白，精神萎靡，不久即进入休克状态，此时反而啼哭不明显。早期腹部不胀，触诊右下腹有空虚感，以后在右上腹或中上腹或左腹扪到长条形肠块，质软可活动。治疗早期可从肛门通入空气复位，晚期则需手术治疗。

腹股沟疝、脐疝和腹内疝一般都能复位，偶尔可发生嵌顿和肠梗阻，此时，新生儿除剧烈啼哭外还有呕吐、腹胀等症状。临床医师易疏漏外阴部体征，因此，当原因不明的剧烈哭闹，尤其伴有精神反应减低，面色异常等时，要注意检查腹股沟部、外阴部和脐部的情况。

### （8）其他

泌尿系统感染也是比较常见的问题，尤其是新生儿。因此，在生后最初几个月，啼哭的宝宝需要进行尿常规检测。神经系统异常的宝宝可能有异常的哭声，例如猫叫综合征中高调平直的哭声。

如果初步排除了生理性哭闹和常见疾病，需要考虑婴儿腹绞痛。婴儿腹绞痛尚无统一的标准定义，在临床诊断上，不需要满足每天必须哭满 3 小时了，达到以下 3 条标准就行了：症状起始和停止时宝宝小于 5 月龄；无明显诱因下出现长时间的反复的哭闹、烦躁或易激惹，家长难以阻止和安抚；无生长迟缓、发热或疾病的证据。

90%的婴儿腹绞痛会在 8 ~ 9 周龄前自发消退，不用过于担心。婴儿腹绞痛病因不清楚，可能与更换或添加食物、乳糖不耐受或食物过敏、饮食过量、肠内积气、香烟刺激、宝宝气质等因素相关。

这种哭闹通常表现为突发性、不规律、反复发作，多在晚上发作，音调高、更大声，可伴有手足伸蹬、出汗、面色苍白、双拳紧握，不容易安抚。这些宝宝安静时，腹部张力不高，按压不哭闹，腹部无包块，没有明显病态面容，无发热、呕吐、腹泻或便秘等表现。如果排除了上述生理性哭啼和常见的病理性哭闹，可以考虑婴儿腹绞痛。

通常来说，婴儿腹绞痛对宝宝运动及认知发育不会造成影响，其治疗主要是对父母给予支持，改变喂养方式和尝试一些安抚宝宝的方法，包括抚触宝宝的腹部等。如果上述方法无效，可在医生指导下试用水解配方奶，其他方法还包括益生菌、西甲硅油等（但是这些干预措施缺乏循证依据，应权衡利弊根据具体情况试用）。

总之，新生儿哭闹不安，多数为照护不当或生理需求所致，少数可见于疾病状态。若去除上面提到的生理性原因，宝宝仍然哭闹剧烈，持续时间长，难以安抚，可能是病理性哭啼，需要及时去医院看医生了。

# 病理性黄疸

新生儿黄疸是新生宝宝最常见的问题之一，是胆红素在宝宝体内积聚引起的皮肤或其他器官黄染。胆红素是胆色素的一种，它是人胆汁中的主要色素，呈橙黄色，有毒性，可对大脑和神经系统造成不可逆的损害。新生儿由于毛细血管非常丰富，当血清胆红素超过 85 微摩 / 升（5 毫克 / 分升），则可出现肉眼可见的黄疸。重者可引起胆红素脑病，造成神经系统的永久性损害，甚至发生死亡。

新生儿出生后的胆红素水平是一个动态变化的过程，因此在诊断高胆红素血症时需考虑其胎龄、日龄和是否存在高危因素，最好是请专业医生进行评估，不要自己盲目判断。

新生儿黄疸出现以下情况之一时需要考虑为病理性黄疸。

## （1）黄疸出现过早

生后不足 24 小时出现黄疸。

### （2）黄疸程度过重

达到相应日龄及危险因素下光疗标准或者超过小时胆红素曲线的 95 百分位。

### （3）黄疸进展过快

每天黄疸上升＞5 毫克 / 分升，或者每小时黄疸上升＞0.5 毫克 / 分升。

### （4）黄疸持续过久

足月儿＞2 周，早产儿＞4 周，或者黄疸消退后再次出现黄疸。

### （5）结合胆红素 ＞ 2 毫克 / 分升

新生宝宝病理性黄疸不积极干预，特别是重度黄疸，可导致胆红素脑病的发生。胆红素脑病急性期表现为肌张力降低、嗜睡、尖声哭、吸吮差；而后出现肌张力增高、角弓反张、激惹、发热、惊厥等，严重者可致死亡；慢性期，也就是后遗症期，主要表现为手足徐动、眼球运动障碍、听力障碍以及牙釉质发育异常等。除了胆红素脑病，胆红素还可以引起轻微的神经系统损伤，可表现为学习、认知、运动障碍或者仅表现为耳聋或听觉障碍等。

严重的黄疸可对宝宝造成不同程度的伤害。宝宝生后均需要进行黄疸监测，特别是生后一周定期监测，注意黄疸的变化趋势。

成功喂养是预防黄疸的关键。早接触、早开奶既能保证母亲乳量充足，又能促进宝宝胎便排出，减少肠肝循环，从而减少黄疸的发生。如果宝妈因疼痛或者某些疾病因素，不能及时开奶或者乳量不足，宝宝就会发生母乳喂养不足导致的黄疸。

定期随访，及早发现，及时治疗。宝宝出院时医生会根据宝宝的黄疸程度和高危因素，给出如下表的随访计划，新手爸妈务必根据表格按期随访。

黄疸值超过限值、过早出现、程度重，消退延迟、退而复现等都要考虑有病理因素，就需要找新生儿科医生检查确认原因，并采取相应治疗。

**新生儿出院后随访计划表**

| 出院时龄（小时） | 出院时胆红素水平（百分位） | 随访计划 |
|---|---|---|
| 48 ~ 72 | < 40 | 出院后 2 ~ 3 天 |
|  | 40 ~ 75 | 出院后 1 ~ 2 天 |
| 72 ~ 96 | < 40 | 出院后 3 ~ 5 天 |
|  | 40 ~ 75 | 出院后 2 ~ 3 天 |
| 96 ~ 120 | < 40 | 出院后 3 ~ 5 天 |
|  | 40 ~ 75 | 出院后 2 ~ 3 天 |

# 早产儿出院后的随访

　　早产宝宝由于提前来到这个世界，各器官系统都发育不成熟，所以出生后易患有各种疾病，例如呼吸窘迫综合征、喂养不耐受、感染性疾病等，常需要住院治疗。宝爸、宝妈在这期间也经历了很多担忧和痛苦，非常盼望自己的早产宝宝能早点痊愈出院。什么情况下宝宝可以出院呢？出院后如何随访是宝爸、宝妈的必备知识。

### （1）早产宝宝治疗到什么程度才可以出院

- 体重要达标，最好在 2 000 克以上。
- 生命体征稳定，是指体温、呼吸、心率、血压等各项指标正常。
- 宝宝能够完全经口喂养，奶量能满足生长发育的需要，体重能持续增长。
- 宝宝离开保温箱后可维持正常体温。
- 疾病完全治愈或者虽然没有彻底治愈，但是可在家继续治疗。

### （2）早产宝宝出院后需要随访吗

　　早产宝宝出院后，宝爸、宝妈需定期带宝宝到医院体检，接受喂养及发育指导，进行体格检查、神经系统发育评估和疾病筛查与治疗。建议至少随访至校正年龄 2 ~ 3 岁。早产宝宝出院后 2 周到医院完成首次随访，便于医生根据宝宝出院时存在的问题和出院后症状体征的变化给出进一步检查和治疗建议，例如复查血色素观察贫血变化；复查头颅超声，观察原有颅内出血变化；通过心脏超声观察动脉导管、卵圆孔和房室间隔缺损是否关闭等。具体随访次数详见下表，医生可根据随访结果酌情增减随访次数。

**早产宝宝随访时间表**

| 随访对象 | 矫正胎龄 | 随访次数 |
|---|---|---|
| 低危早产宝宝 | 出院后 ~ 矫正 6 月龄 | 1 次 /1 ~ 2 月 |
| | 矫正 7 ~ 12 月龄 | 1 次 /2 ~ 3 月 |
| | 矫正 12 月龄后 | 至少 1 次 / 半年 |
| 高危早产宝宝 | 出院后 ~ 矫正 1 月龄 | 1 次 /2 周 |
| | 矫正 1 ~ 6 月龄 | 1 次 / 每个月 |
| | 矫正 7 ~ 12 月龄 | 1 次 /2 个月 |
| | 矫正 13 ~ 24 月龄 | 1 次 /3 个月 |
| | 矫正 24 月龄后 | 1 次 / 半年 |

# 新生儿筛查那些事

据《中国出生缺陷防治报告（2021）》报告，我国出生缺陷总发生率约为 5.6%。生一个健康的宝宝是每一个家庭的心之所向。为预防和减少出生缺陷患儿的发生率、同时降低孕产妇死亡率，世界卫生组织提出了出生缺陷"三级预防"策略，其中孕前优生健康检查、孕期筛查及产前诊断分别为一级预防及二级预防的重要内容，可有效降低妊娠并发症及新生儿死亡率，是保证母婴健康的重要措施。

新生儿筛查是出生缺陷的三级预防利器，中国新生儿筛查始于 1981 年，随着《新生儿筛查管理办法》《中华人民共和国母婴保健法》《中国儿童发展纲要（2021—2030 年）》法规的颁布以及分子生物学技术的发展，新生儿筛查的覆盖率和病种数逐年提高，然而宝爸、宝妈对筛查知识缺乏理解是推行新生儿筛查路上的绊脚石。新生儿筛查是新生宝宝的权利，也是每个家庭的义务。

# 足底血筛查的意义

新生儿足底血筛查是新生儿疾病筛查的俗称，因通常采血部位为足跟内或外侧而得来。新生儿疾病筛查是在新生儿早期（生后数天）通过血液检查对某些危害严重的先天性代谢病及内分泌疾病进行群体过筛，以便对疾病进行早期诊断和治疗，避免宝宝重要脏器如脑、肝、骨等不可逆性的损害所导致的死亡或生长、智能发育的落后，是一种简易、快速和廉价的血斑试验。

此筛查犹如宝宝的第一道"安检"，也是提高我国出生人口素质、减少出生缺陷和残疾的重要三级预防措施之一。

# 足底血筛查的项目

每个地区开展的筛查病种数因医疗技术水平的不同而不等，北京、上海、广州等沿海经济发达地区开展较早，筛查病种有几十种，西南以及中西部地区处于筛查刚起步阶段，筛查病种为 2～4 种。

2009 年颁发了《新生儿疾病筛查管理办法》，为了新生儿疾病筛查工作更趋于实用性和规范化，各省市也根据本地特点制定了相应的筛查常规及执行文件，普及筛查的种类有所不同，但也都在逐年增加中。

目前，我国新生儿足底血筛查主要病种包括先天性甲状腺功能减退症、苯丙酮尿症、葡糖 -6- 磷酸脱氢酶缺乏症、先天性肾上腺皮质增生症，部分地区还开展了扩展性遗传代谢性疾病筛查项目。

所有新生宝宝均享有该健康保健的权利。看起来身体健康的宝爸、宝妈，也可能携带致病基因，生育患有遗传代谢病的宝宝，且这些患病的宝宝出生时往往正常，多在生后 3～6 个月出现异常表现。等宝宝出现异常表现再行治疗，部分脏器损坏很难恢复或不能恢复，因而所有出生的活产新生宝宝均都要接受这项检测，以便早期发现疾病，早期治疗。

宝宝出生 72 小时后且哺乳 6～8 次可完善足底血筛查项目；对于早产儿、低体重儿或正在接受治疗的宝宝，可适当延迟采血时间；对于提前出院的宝宝，宝爸、宝妈应按照医生的医嘱带宝宝回医院做筛查，时间最迟不宜超过出生后 20 天；对于需要接受输血的宝宝，应在输血前采血筛查，或输血后两个月重复 1 次筛查。

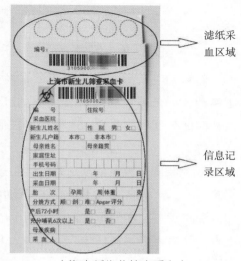

足底血筛查的血标本采集部位常为新生宝宝的足后跟外侧或内侧，简单易行，不存在出血感染等问题。

那么，足底血筛查可以早期发现哪些疾病？

上海市新生儿筛查采血卡

## （1）先天性甲状腺功能减退症

先天性甲状腺功能减退症（简称先天性甲低）是因甲状腺激素产生不足或其受体缺陷所致的先天性疾病，如果未及时治疗，先天性甲低将导致生长迟缓和智力低下。先天性甲低发病率高，在新生儿期多无特异性临床症状或症状轻微，但仔细询问病史及体格检查常可发现可疑线索，例如宝妈孕期常感到胎动少、过期产、巨大儿，生后宝宝出现黄疸较重或者黄疸消退延迟、嗜睡、少哭、哭声低下、纳呆、吸吮力差、皮肤花纹（外周血液循环差）、面部臃肿、前后囟较大、便秘、腹胀、脐疝、心率缓慢、心音低钝等。若在临床发病后开始治疗，将影响宝宝的智力和体格发育。因此，所有的新生宝宝进行群体筛查是早期发现，早期诊断的必要手段。

## （2）苯丙酮尿症

苯丙酮尿症是先天性氨基酸代谢障碍中最常见的一种疾病。患病早期宝宝无异常症状，发病数月后，宝宝会出现湿疹、惊厥发作、头发变黄、皮肤抓痕等现象，且宝宝的小便还会伴有霉臭味或者鼠气味等特殊味道，与此同时还有可能出现智力发育障碍，语言障碍表现尤其明显。早期筛查发现异常的宝宝，及时早期诊断并给予低苯丙氨酸饮食治疗，可避免宝宝脑损害的发生，宝宝可获得正常的智力发育；开始治疗越晚，对宝宝的智力影响程度越大。因而所有的宝宝进行苯丙酮尿症筛查是改善预后的关键。

### （3）葡糖 -6- 磷酸脱氢酶缺乏症

葡糖 -6- 磷酸脱氢酶缺乏症是 X 连锁遗传疾病，由于葡糖 -6- 磷酸脱氢酶活性降低或者性质改变引起的红细胞溶血性贫血。常因食用蚕豆而发病，俗称蚕豆病。葡糖 -6- 磷酸脱氢酶缺乏症的发病具有地域性，呈南高北低趋势，广东、广西、海南、云南、贵州等地区人群患病率高。新生宝宝患有葡糖 -6- 磷酸脱氢酶缺乏症时，可表现为皮肤黄染和贫血，皮肤黄染程度轻重不一，严重者如果不接受积极治疗，则可能出现胆红素诱发的神经功能障碍和核黄疸。本病重在预防，新生宝宝筛查提示葡糖 -6- 磷酸脱氢酶缺乏症者，无溶血者不需要治疗，无根治方法，溶血者积极治疗，重在预防。宝妈产前 4 周内或哺乳期避免服用氧化性药物、蚕豆及用一些化妆品等，新生宝宝不要穿戴含有樟脑丸存放的衣物，宝宝使用的药物需要在专业人员指导下使用。

### （4）先天性肾上腺皮质增生症

先天性肾上腺皮质增生症是一种由肾上腺皮质激素合成过程中所需酶（如 21- 羟化酶、11β- 羟化酶、3β- 羟类固醇脱氢酶等）缺陷引起的常染色体隐性遗传病。其中 21- 羟化酶缺乏症是最常见病因。新生儿筛查以 21- 羟化酶缺乏类型为主，新生宝宝发病率为 1/20 000 ~ 1/10 000，宝宝可出现呕吐、腹泻、体重不增、脱水、皮肤颜色变黑、低血钠、高血钾、代谢性酸中毒，甚至休克，病死率为 4% ~ 11.3%；女宝宝阴蒂肥大、阴唇融合，造成性别误判，男宝宝外生殖器正常，少数阴茎增大。新生儿筛查通过干滤纸血片中 17- 羟孕酮浓度进行筛查，及早诊断并及时治疗，避免肾上腺皮质危象的发生。

### （5）扩展性遗传代谢性疾病

采用串联质谱技术（MS/MS）检测新生儿滤纸干血片中的氨基酸、游离肉碱和酰基肉碱水平，筛查氨基酸代谢障碍、有机酸代谢障碍和线粒体脂肪酸氧化代谢障碍等几十种遗传代谢病。虽然每种疾病的发病率很低，但在我国总体发病率约为 1/3 795。其中患病率较高的前 3 种疾病是高苯丙氨酸血症、甲基丙二酸血症和原发性肉碱缺乏症。这些疾病有的呈隐匿发病，出现临床症状时已经产生智力低下或其他严重后遗症。通过早期筛查，早期发现进行有效性治疗，可降低不良后果。同时通过基因层面上明确病因可为家庭再生育提供产前诊断依据。

宝宝足底筛查异常时，检测机构会通过手机短信通知宝爸、宝妈，进行复查；宝爸、宝妈也可扫描医院配发的新生儿筛查小卡片查询结果，或访问网址 www.xsesc.com 查看。

新生足底血筛查结果分为"阳性"和"阴性"，但足底筛查只是筛查，不是诊断。筛查结果阴性并不等同于绝对不会患此病。筛查阴性结果的宝宝中，仍有个别宝宝可能患有这些疾病，因而宝宝的筛查结果是阴性，也需要定期进行儿童保健检查，及时发现异常。

筛查结果为阳性时，宝爸、宝妈需要带宝宝至相应的保健结构进行复查，完善病史采集和体格检查，如果宝宝反应好、哭声响、喝奶量好，未发现明显异常情况者，则无需紧急处理，可待重复筛查或进行确诊试验，如第二次筛查结果阳性，将患儿转诊至代谢病诊治中心进行下一步诊治。如果宝宝病情危重，进展迅速时，应迅速转院至相关专科医院进行诊治。

宝宝被确诊患有某种疾病时，宝爸、宝妈应带宝宝至正规医院，立即开始接受治疗，并坚持正规治疗。经积极治疗后绝大多数宝宝就会像正常宝宝一样生长发育。

# 眼病筛查

新生宝宝的视觉功能发育尚不成熟，视力损伤往往不易被察觉，需要在特殊仪器辅助检查下才能被发现。如新生儿眼病不能及时被发现，可能错过最佳的矫治和康复治疗时机，严重影响其视力发育，甚至还会引起视力残疾、致盲，对今后的学习、生活和就业造成不利影响。

随着儿童眼保健工作的普遍开展，2013 年出台的《儿童眼及视力保健技术规范》明确提出健康儿童应当在生后 28～30 天进行首次眼病筛查，早期发现影响儿童视觉发育的眼病，及早矫治或及时转诊，以预防儿童可控制性眼病的发生发展，保护和促进儿童视功能的正常发育。

为了提高新生儿眼病筛查评估覆盖率，新生儿眼病筛查评估的最佳时间是在生后7天内，漏筛者在42天回访时完成初次筛查。重症监护室的新生儿于出院前进行眼部筛查。初次筛查不能确诊的可疑病例、高危新生儿（早产儿、足月小样儿、新生儿监护室内的宝宝）、先天性眼病家族史、初次筛查已确诊病症但需观察的宝宝（如新生儿泪囊炎、视网膜出血等）以及其他情况医师认为需要复筛的新生儿，一般生后42天第1次复筛，后期复筛时间间隔和筛查次数依病情而定。

眼病筛查内容包括：外眼检查、对光刺激反应、瞳孔红光反射、屈光间质检查。

新生儿眼病筛查方法有以下几种。

## （1）直接观察

观察双眼有无炎症、肿物、眼睫毛内翻，两眼大小是否对称、眼睑有无缺损；结膜有无充血，结膜囊有无分泌物，是否持续溢泪；角膜是否透明呈圆形；瞳孔是否居中、形圆、两眼对称、黑色外观。

## （2）手电筒检查

检查对光刺激反应（光照反应），新生宝宝在清醒状态且自动睁眼的情况下，用手电筒快速移至新生儿眼前照亮瞳孔区，重复多次，两眼分别进行。新生儿应有闭眼、皱眉的反射动作，如果对光刺激迟钝或无反应，则怀疑视功能障碍。

## （3）采用检眼镜检查

在暗室小瞳状态下观察瞳孔区红光反射及屈光状态，瞳孔区见均匀一致的红色视网膜反光为正常，若出现暗点、反射消失、一侧减弱或出现白光反射均为异常。如果发现屈光间质混浊则用手持裂隙灯做进一步的检查，以判断屈光间质混浊的部位。对以上任何一项检查异常者或早产儿、巨大儿及有眼疾家族史等高危儿常规散瞳行进一步眼底筛查。

# 眼底筛查

　　健康新生宝宝眼病筛查并不包含眼底筛查，对于具有眼病高危因素的新生宝宝，应当在出生后尽早由眼科医师进行眼底检查。哪些宝宝需要进行眼底筛查呢？

　　（1）新生儿重症监护病房住院＞7天并有连续吸高浓度氧者。

　　（2）有遗传性眼病家族史或怀疑有与眼病有关的综合征的宝宝，例如先天性白内障、先天性青光眼、视网膜母细胞瘤、先天性小眼球、眼球震颤等。

　　（3）巨细胞病毒、风疹病毒、疱疹病毒、梅毒或毒浆体原虫（弓形体）等引起宫内感染的宝宝。

　　（4）颅面形态畸形、大面积颜面血管瘤，或者哭闹时眼球外凸的宝宝。

　　（5）出生难产、器械助产的宝宝。

　　（6）眼部持续流泪、有大量分泌物的宝宝。

　　（7）出生体重＜2 000克的早产儿和低出生体重宝宝，应当在生后4～6周或矫正胎龄32周由眼科医师进行首次眼底病变筛查。

　　检查前禁食1～2小时，检查前1小时为宝宝双眼滴复方托吡卡胺滴眼液，每5分钟1次，共5次。散瞳后用双目间接检眼镜或广角眼底照相机检查眼底。

　　新生儿眼底常见的疾病包括早产儿视网膜病变、新生儿眼底出血、视乳头水肿、永存性原始玻璃体增生症、视神经萎缩、家族性渗出性玻璃体视网膜病变、视网膜母细胞瘤、弓形虫病性视网膜脉络膜炎等。其中早产儿视网膜病变是早产儿最常见，也是新生儿眼病筛查中最严重的并发症，主要是由未完全血管化的视网膜对氧产生血管收缩和血管增殖而引起，胎龄越小、体重越低者，窒息越重、吸氧及机械通气时间越长，早产儿视网膜病变的发生率越高。出生体重＜2 000克的早产儿，或出生孕周＜32周的早产儿和低体重儿，一定要由足够经验和相关知识的眼科医师进行眼底病变筛查，随访至周边视网膜血管发育至锯齿缘或轻微病变发生退行性改变。

　　大多数的新生儿眼病是可以治疗的，做好新生儿眼病及眼底筛查是必要的。初次筛查通过并不意味着宝宝在以后生长发育过程中不会出现眼病问题。0～3岁为视觉发育的关键期，一些眼病如斜视、弱视、屈光不正等，要发育到一定阶段才能表现出来，即使筛查没有问题，也要带宝宝进行定期的眼保健检查（每 3 ~ 6 个月一次），以便及时给予针对性的治疗，改善宝宝的视功能发育。

# 听力筛查

新生宝宝均需要完成听力筛查。听力障碍是新生儿出生常见的功能缺陷之一，双侧听力障碍的发生率为 0.1% ~ 0.3%，正常的听力是进行语言学习的前提，严重听力障碍儿童会因缺乏语言刺激环境，言语、认知和情感发育障碍，并对家庭及社会带来巨大压力。如果可以在宝宝生后 6 个月前发现听力问题，给予适当的干预，宝宝的语言发育能力可以基本不受影响。

相比依靠常规体检、父母识别，新生儿听力筛查，能更早筛查出听力障碍儿童，对其进行早期诊断及早期干预，减少听力障碍对语言发育和其他神经精神发育的影响，促进儿童健康发展。

新生儿听力筛查具体时间分为初步筛查（初筛）和重复筛查（复筛）。初步筛查在新生宝宝生后 48 ~ 72 小时住院期间内进行；早产、黄疸等原因需要住在新生儿监护病房，听力筛查在宝宝出院前完成；初次筛查异常的宝宝出生 42 天的新生儿访视时进行。

新生儿听力筛查由专业的听力筛查人员使用听筛设备完成，检测环境必须安静，宝宝在测试前进行外耳道检查和清洁，且在宝宝自然睡眠或安静状态下完成。目前最常用的听力筛查方法是耳声发射和自动听性脑干反应两种方法。

耳声发射测试是一种安全、成熟、快速的听力检查方法，只需要把探头放在宝宝外耳道内，几十秒即可完成，对宝宝没有任何的创伤，用于健康宝宝的初筛检查。耳声发射测试时只需要在新生宝宝的耳朵里塞上探头，测量仪对人耳进行不同的刺激声刺激，并监测由耳蜗产生的并传到外耳的声音信号，从而诊断耳蜗功能。这是一种产生于耳蜗外毛细胞的声能量，并经过听骨链和鼓膜传导到外耳道，主要用于耳蜗功能测试。对于蜗后病变及其他中枢神经系统疾病所致的听力障碍，包括听神经病等的筛查，存在一定的假阴性。

自动听性脑干反应和脑干听觉诱发反应筛查需要在宝宝耳朵里塞上探头

的同时在头部贴几个电极。通过测量电极发出的声音，从耳朵进入耳蜗／听神经，进一步进入脑干收集脑电信号，来测试听觉通路发育情况。对于具有听力障碍危险因素的宝宝，包括重度高胆红素血症、早产、围生期窒息、颅面畸形和收入重症监护室的宝宝，更应使用自动听性脑干反应和脑干听觉诱发反应方法筛查，该方法也适用于耳声发射筛查未通过的新生宝宝，以减少假阳性率，避免后期过多检查。

听力初筛未通过或漏筛者，宝爸、宝妈需要带宝宝在生后42天完成双耳听力复筛，复筛仍不通过者需在出生3个月内到指定的听力障碍诊治机构接受全面听力学及医学评估；初筛未通过的重症监护室出院的宝宝应直接转诊到听力障碍诊治机构进行确诊和随访；对诊断为永久性听力损失的宝宝，应在出生后6个月内进行相应的临床医学和听力学干预，提供听力补偿（助听器、人工耳蜗等），进行听力言语康复训练等。

若听力初筛通过，宝爸、宝妈也应该关注宝宝的听力状况，比如通过宝宝的听觉反应来关注宝宝的听力。有一些疾病会引起儿童迟发性听力障碍，也就是出生时听力正常，后来才出现听力下降。因此，宝爸、宝妈发现宝宝听力异常，或带宝宝定期体检发现宝宝听力异常时，需带宝宝及时就医，更好地发现迟发性听力障碍。

# 先天性心脏病筛查

先天性心脏病是新生儿期最常见的先天缺陷，也是我国城市0～5岁婴幼儿死亡的首要原因。我国近年新生儿先天性心脏病发病率为7‰～8‰，随着医疗水平的不断提高，通过心导管及心脏外科手术对先天性心脏病宝宝进行治疗，可取得满意的临床疗效。然而，仍有50%～60%的患儿因诊断及治疗不及时，发生心力衰竭、心源性休克等严重后果，威胁患儿生命，甚至导致患儿死亡。因此，开展先天性心脏病筛查是降低、控制婴儿死亡率的主要手段，通过筛查早期识别先天性心脏病，在最佳时期实施介入疗法或手术治疗，具有重要的临床意义及社会效益。

正常新生儿从出生后6～72小时到出院前在助产机构完成先天性心脏病

筛查；因各种原因未完成筛查即转诊至重症监护室的新生儿，由助产机构通知新生儿重症监护室所在机构在出生后72小时内完成筛查。

先天性心脏病筛查采用血氧饱和度和心脏听诊双指标。新生宝宝的心脏有无杂音是由助产机构内医生直接对新生儿进行心脏听诊来判断。经皮血氧饱和度测定采用新生儿专用探头（传感器），分别绕右手掌和任何一只脚掌一圈进行氧饱和度测量，当经皮血氧饱和度仪显示的心率与新生儿的实际心率相符，且血氧饱和度数值和仪器的信号波形稳定至少10秒以上，记录数据。该方法简单易行，无创伤性，具有较高的可靠性。

先天性心脏病的筛查结果分为阴性和阳性两种。心脏杂音听诊2级及以上杂音者；经皮血氧饱和度测定，右手或任一足经皮血氧饱和度＜90%或右手或任一足经皮血氧饱和度为90%～94%，或右手与任一足经皮血氧饱和度差异＞3%，于2～4小时内重复测定后，结果无变化者，满足以上任一条即为筛查结果阳性。

若筛查阳性，宝爸、宝妈应当在宝宝出生后7天内至省级卫生行政部门指定的诊治机构接受超声心动图诊断。超声心动图检查为阴性者，可以基本排除先天性心脏病；若超声心动图明确诊断为先天性心脏病，患儿应及时到指定治疗机构接受进一步的评估和必要的治疗。

若筛查阴性，暂时排除先天性心脏病的诊断。但也不排除少部分漏诊的情况，宝爸、宝妈还需要为宝宝安排常规体检，平时注意观察宝宝是否存在呼吸急促、多汗、反复肺炎、体重不增加、口唇发紫等情况，如果有这些情况，应及时将情况反馈给医生，接受进一步检查。

# 髋关节筛查

发育性髋关节发育不良包括髋臼发育不良、髋关节半脱位及髋关节脱位，是导致儿童肢体残疾的主要疾病之一。因在婴幼儿时期，此病症表现通常不明显，所以往往会被忽视。随着宝宝的生长发育，病情会逐渐显现，比如很多宝宝在1～3岁时走路不稳，鸭步还有跛行，较大儿童会诉髋关节疼痛，有的成年之后会出现难以负重，无法长时间站立或行走，严重影响日常生活和工作。这个时候其关节已经发生脱位变形，患儿需要承受更多的痛苦，而且治疗效果不理想。这些患儿很有可能残疾一辈子或者是出现股骨头坏死，需要进行人工髋关节的置换。

目前公认的发育性髋关节发育不良的治疗原则是早期发现、早期治疗。治疗越早，治疗的方法越简单，也更容易获得正常或接近正常的髋关节。因此，早期髋关节筛查至关重要。英国医疗咨询委员会建议所有的新生儿都应纳入发育性髋关节发育不良的临床筛查，并强调多次检查，包括出生当天、出院时、6 周、6 ~ 9 个月和开始行走之后。国内于 2017 年发布的《发育性髋关节发育不良临床诊疗指南（0 ~ 2 岁）》（以下简称指南）推荐对所有新生儿出生即进行发育性髋关节发育不良的临床筛查，出生后 4 ~ 6 周为筛查的重要时间点，不要晚于 6 周。

筛查是早期诊断的重要手段。髋关节筛查包括出生时新生儿医生或护理工作者对新生儿的临床体格检查包括 Ortolani 试验（复位试验）和 Barlow 试验（应力 – 脱位试验）以及出生后（出生后 42 天内、4 ~ 6 个月）妇幼保健医生对婴幼儿的健康筛查（外展受限、臀纹不对称和双下肢不等长，如下图）。根据指南建议对临床体格检查异常或伴有危险因素（发育性髋关节发育不良家族史、臀位产和怀疑髋关节不稳定）的宝宝行髋关节超声检查。对小于 6 个月的宝宝，髋关节超声检查是筛查和诊断发育性髋关节发育不良的首选方法。

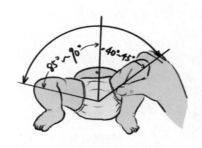

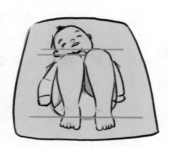
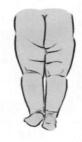

髋关节外展受限　　　　双下肢不等长　　　　臀纹不对称

髋关节超声结果主要采用 Graf 法分型。对于 Graf Ⅱ a$^+$型且"外展正常"，无论髋关节是否"稳定"，均暂不治疗，于 12 周龄后复查，若连续 2 次复查均为 Ⅰ 型则视为髋关节发育迟缓转为正常，终止随访；若转为 Ⅱ b 型（ > 12 周龄），视为髋关节发育不良，予以治疗。

Graf Ⅱa⁺型且"外展受限"的髋关节，无论是否"稳定"，考虑存在影响自然转归的因素（外展受限），均予以治疗。Graf Ⅱa⁻、Ⅱb、Ⅱc型一般从生后第6周开始治疗，采用Pavlik挽具或其他固定式支具治疗，佩戴时间为23小时/天，允许洗澡，6周后复查。若超声恢复正常则终止治疗；若仍存在髋臼表浅，则继续佩戴6周后随访。Graf分型为D型、Ⅲ、Ⅳ型最早生后2周开始治疗，全天24小时佩戴Pavlik挽具。每周进行临床及超声检查。根据复查情况及时调整治疗方案。

**髋关节超声检查 Graf 分型**

| 分型 | 骨性臼顶（α角） | 软骨臼顶（β角） | 骨性边缘 | 年龄 | 临床描述 |
|---|---|---|---|---|---|
| Ⅰ | 发育良好，α角≥60度 | Ⅰa≤55度，Ⅰb＞55度 | 锐利或稍圆钝 | 任意 | 成熟髋关节 |
| Ⅱa⁺ | 发育充分，α角50～59度 | 覆盖股骨头 | 圆钝 | 0～12周 | 生理性不成熟 |
| Ⅱa⁻ | 有缺陷，α角50～59度 | 覆盖股骨头 | 圆钝 | 6～12周 | 有发展为髋臼发育不良的风险（10%） |
| Ⅱb | 有缺陷，α角50～59度 | 覆盖股骨头 | 圆钝 | ＞12周 | 骨化延迟 |
| Ⅱc | 严重缺陷，α角43～49度 | 仍可覆盖股骨头，β角＜77度 | 圆钝或平 | 任意 | 盂唇未外翻 |
| D | 严重缺陷，α角43～49度 | 移位，β角＞77度 | 圆钝或平 | 任意 | 开始出现半脱位 |
| Ⅲa | 发育差，α角＜43度 | 软骨臼顶推向上 | 平 | 任意 | 臼缘软骨外翻，软骨未发生退变 |
| Ⅲb | 发育差，α角＜43度 | 软骨臼顶推向上，伴回声增强 | 平 | 任意 | 臼缘软骨外翻，软骨发生退变 |
| Ⅳ | 发育差，α角＜43度 | 软骨臼顶挤向下 | 平 | 任意 | 完全脱位 |

在日常护理中，宝爸、宝妈一定要确保宝宝双腿有足够的活动空间，摒弃给宝宝捋腿和"蜡烛包"的襁褓方式，这些不良的护理方式可使发育性髋关节发育不良的发病率增加十倍以上。

正确地打襁褓不仅可以保暖，还能在一定程度上模拟胎儿期被子宫包裹的感觉，增加宝宝的安全感。方法如下：将一条薄薄的婴儿毯平铺，把毯子的一角往下折，使折起来的角几乎能到毯子的中间，将宝宝面朝上放在毯子上，使宝宝的头刚好在折叠的边缘上方，他们的肩膀刚好在折叠的边缘下方；拿起毯子的一侧，贴着宝宝一侧肩膀，裹住身体压在另一侧身体下；将宝宝脚下毯子的末端折起来盖在宝宝身上（如果毯子足够大，末端达到或超过宝宝的脸，可以把它放在一个或另一个肩膀，然后塞在下面折叠下来，使宝宝的脸不被覆盖），注意脚下留出一些空余，让宝宝的腿脚有活动空间；拿起毯子的另一侧角拉过宝宝的肩膀，包住宝宝的身体，塞到宝宝身下。正确的襁褓方法可以让宝宝自由地腿外展，有利于髋关节的发育，降低髋关节发育不良及脱位的风险。

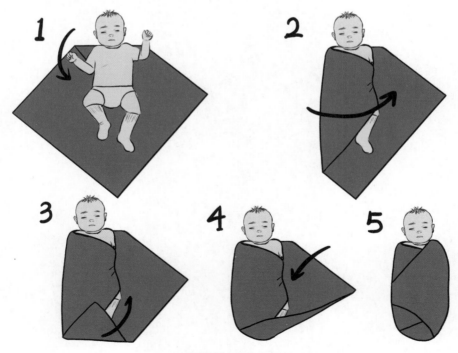

打襁褓的正确步骤

## Protective Vaccination 预防接种

# 帮宝宝撑起"健康保护伞"

宝宝从出生到长大成人，会不断受到各种疾病的侵扰。而疫苗接种是预防控制传染病的有效手段，也是宝宝的"健康保护伞"。

疫苗接种的普及避免了无数儿童残疾和死亡。我国通过接种疫苗，实施国家免疫规划，有效地控制了传染病的发病率。例如普及新生儿乙型肝炎（简称乙肝）疫苗接种后，我国5岁以下儿童乙肝病毒携带率已从1992年的9.7%降至2014年的0.3%。

国家免疫规划的实施有效地保护了广大儿童的健康和生命安全。不断提高免疫服务质量，维持高水平接种率是全社会的责任，按时给宝宝接种疫苗是父母给宝宝的健康礼物。

那么新手爸妈应该掌握哪些疫苗接种常识呢？

# 必备证件——预防接种证

预防接种证是宝宝自出生后接种所有疫苗的记录本，同时也是具有法律效力的健康凭证。从出生后便伴随宝宝成长的每个阶段，对以后的入托、入学、入伍或将来出入境的查验都有非常重要的作用。

根据《中华人民共和国传染病防治法》规定："国家实行有计划的预防接种制度，国家对儿童实行预防接种证制度。预防接种证是儿童预防接种的记录凭证，每个儿童都应当按照国家规定建证，并接受预防接种。儿童家长或者监护人应当及时向医疗保健机构申请办理预防接种证，托幼机构、学校在办理入托、入学手续时应当查验预防接种证，未按规定接种的儿童应当及时安排补种。儿童家长或监护人要妥善保管好接种证，并按规定的免疫程序、时间到指定的接种点接受疫苗接种。如儿童未完成规定的预防接种，因故迁移、外出、寄居外地，可凭接种证，在迁移后的新居或寄居所在地预防接种门诊（点）继续完成规定的疫苗接种。当儿童的基础免疫与加强免疫全部完成后，家长应妥善保管好接种证，它是儿童身体健康的身份证，以备宝宝入托、入学、入伍或将来出入境的查验。"

我国各地预防接种证制式各不相同，经过数年的更新与改革，目前各省预防接种证内容及制式基本一致。左图是上海市预防接种证，以供参考。

全国各地办理预防接种证的流程基本相同，目前预防接种证的获取大概分成两种方式。除个别特殊情况，需要进一步询问宝宝出生所在医院或卫生服务部门。

（1）由于宝宝生后24小时内需接种乙肝疫苗及卡介苗（不包括生后

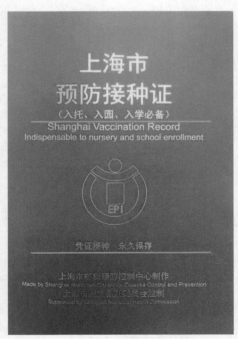

上海市预防接种证

特殊情况），医院会在小朋友出院前完成相关疫苗接种，预防接种本将由医院完成疫苗注射并填写相关信息后，由出生所在医院交给各位家长。由于各种问题没有注射疫苗的宝宝，同样可以在出院时一并领取预防接种证。

（2）若出生所在医院未提供预防接种证，当首次办理时，各位家长需要在宝宝出生后1个月，携带宝宝的户口簿、出生证以及出生时所在医院接种卡介苗和乙肝疫苗的接种卡，到户籍所在地街道医院儿保科或社区卫生服务中心办理。如果是外地户口应到居住地所在承接疫苗接种工作单位办理。办理过程中，相关医务人员会向各位家长询问一些宝宝出生后的相关信息，各位家长需要完整、正确地提供，以免影响以后的疫苗接种。

# 为什么要接种疫苗

宝宝从妈妈的子宫离开后，便要自己对抗各种病毒及细菌的侵袭。整个成长过程中，儿童身体一直处于发育过程中，身体的免疫力相对低下，极易受到外界细菌及病毒的侵袭。儿童是各种传染病的高发群体。传染病的感染不仅影响儿童的生长发育，还会造成不可挽回的后遗症，甚至威胁儿童的生命。一旦传染病呈暴发性流行，将对整个社会造成不可估量的影响。

研究发现，晚期胎儿已经具备对多种疫苗的反应能力，新生儿期即可开始预防接种。预防接种就是人为地将经减毒或灭活等工艺处理的少量细菌或病毒及其代谢产物接种给人，使身体产生特异性抗体或细胞免疫反应，从而产生针对该种病原体的抵抗能力。有计划的儿童免疫接种是预防及消灭传染病的有效途径之一。

# 需要接种哪些疫苗

通常疫苗分为两大类，第一类疫苗也叫做免疫规划疫苗（一类疫苗），是指公民应当按照政府的规定接种的疫苗，包括国家免疫规划确定的疫苗，省、自治区、直辖市人民政府在执行国家免疫规划时增加的疫苗，以及县级以上人民政府或者其卫生健康主管部门组织的应急接种或者群体性预防接种所使用的疫苗。简单说，就是国家统一要求且免费接种的疫苗，比如卡介苗、乙肝疫苗等。每种一类疫苗有相应不同的品牌，除国家计划免疫合作品牌，选择注射其他品牌的一类疫苗是要收费的，具体价格根据不同品牌也有相应的差别，家长们要自行决定与选择。

第二类疫苗也叫做非免疫规划疫苗（二类疫苗），是指公民自费并且自愿接种的其他疫苗，换句话说就是自行选择接种的自费疫苗。同样二类疫苗也分为多个品牌供选择。

疫苗的接种一直伴随着宝宝的成长，在新生儿期间需要注射的疫苗均为一类疫苗，分别是卡介苗及乙肝疫苗。根据传染病的流行规律和免疫接种效果，有计划、科学地进行各种疫苗接种，提高人群免疫力，是消灭和控制各种传染病的有效手段，儿童接种是有计划、序贯的过程，详见附录——国家免疫规划疫苗儿童免疫程序表（2021年版）。

# 新生儿期疫苗接种预防哪些疾病

根据新生儿的免疫特点和传染病的发生情况，在新生儿期需要计划免疫接种的疫苗有乙肝疫苗和卡介苗，接种这两种疫苗可以预防哪些疾病呢？

## （1）乙肝疫苗

乙肝是由乙肝病毒感染引起的主要以肝脏病变为主并可以损害多器官的传染病，慢性乙肝病毒感染不仅引起肝炎、肝硬化，与肝细胞癌的发生也密切相关。乙肝病毒感染的结局和感染年龄关系密切，年龄越小，越容易演变成慢性乙肝。围生期感染约90%的演变率；5岁以下的儿童感染，25%～30%发展成慢性乙肝；青少年和成人感染，仅不足10%发展成为慢性乙肝。乙肝主要传播方式为血液、母婴、体液交换方式传播，母婴传播是乙肝的主要传播方式。因此，阻断母婴传播是控制乙肝流行和降低乙肝病毒感染后危害的必要手段。

新生儿期乙肝疫苗的接种是预防乙肝的重要手段。1992 年起，我国对所有健康足月儿按 0、1、6 月方案接种乙肝疫苗，乙肝疫苗已被列入法定预防接种项目。

### （2）卡介苗

据世界卫生组织（WHO）估算，2015 年我国结核病新发病数为 93 万，仅次于印度和印度尼西亚，居全球 22 个结核病高发病率国家第 3 位。5 岁以下的儿童是结核病高危人群。其中，婴儿和小年龄儿童（尤其是 2 岁以下儿童）有发生严重播散性疾病的风险，如结核性脑膜炎或粟粒性结核，这些是儿童死于结核病的常见原因。在新生儿时期进行免疫接种，疫苗的保护水平最高，可使结核性脑膜炎和粟粒性结核减少 90%，并且在学龄期结核菌素皮肤试验阴性的儿童中，未来患重症结核性疾病减少了 92%。

我国的免疫程序是新生儿出生时接种 1 剂卡介苗。国内有研究发现，未及时接种卡介苗的主要原因是早产、低出生体重、新生儿患病（免疫缺陷、转儿科、先天畸形）和家长拒绝，因此，新手爸妈必须重视新生儿期卡介苗的接种。

# 疫苗接种前后的注意事项有哪些

宝宝出生后新手爸妈需保管好《预防接种证》，了解宝宝应该注射的疫苗和注射时间，严格按照规定的免疫程序和时间进行接种，不要半途而废。

准备接种疫苗的前一天给宝宝洗澡，接种当天给宝宝穿宽松的衣服，便于医生接种疫苗。宝宝若有不适，可能需要暂缓接种；接种疫苗后应当用棉签按住针眼几分钟，针眼部位不出血便可拿开棉签，不可揉搓接种部位。接种完毕后，在接种门诊留观区休息 30 分钟，如果宝宝出现不适，及时求助医生给宝宝诊治。

接种回家后注意让宝宝休息，保暖，防止诱发其他疾病，接种当天不要给宝宝洗澡，保证接种部位清洁、干爽，防止局部感染。

# 乙肝疫苗接种时机

乙肝疫苗的接种时机根据胎龄是足月儿还是早产儿，宝妈是否为乙肝携带者或乙肝患者，接种时机因不同情况而异。

## （1）其母非乙肝病毒携带及乙肝患者

若是足月儿，且无重大抢救及疾病的宝宝，按"0、1、6月"程序共接种3剂，其中第1剂在宝宝出生后24小时内接种，第2剂在1月龄时接种，第3剂在6月龄时接种。若是早产儿，生后一般生命体征平稳，出生体重≥2000克时，具体注射方式同正常足月儿；若生后一般生命体征不稳定，应稳定后尽早接种第一剂乙肝疫苗，1～2个月后或体重达到2000克后，再重新按0、1、6月3针方案进行接种。

## （2）其母为乙肝病毒携带及乙肝患者

乙肝病毒表面抗原（HBsAg）阳性产妇所生宝宝，无论患儿生后生命体征是否平稳，均应在生后12小时内注射乙肝免疫球蛋白（100国际单位），同时在不同（肢体）部位接种第1剂乙肝疫苗。足月儿及生后体重≥2000克的宝宝，接种方式同足月儿接种流程，早产儿或生后情况不稳定的宝宝，待病情稳定后应尽早补种第一剂乙肝疫苗，1～2个月后或体重达到2000克后，再重新按0、1、6月3针方案进行接种。

危重症新生儿，如极低出生体重儿（出生体重小于1500克者）、严重出生缺陷、重度窒息、呼吸窘迫综合征等，应在生命体征平稳后尽早接种第1剂乙肝疫苗，接种流程同足月儿。

宝宝出生后会因为体重小、早产、疾病等原因未及时接种乙肝疫苗，若出生24小时内未及时接种，应待宝宝情况稳定，咨询医生后，尽早接种；对于未完成全程免疫程序者，需尽早补种，补齐未接种剂次；第2剂与第1剂间隔应不小于28天，第3剂与第2剂间隔应不小于60天，第3剂与第1剂间隔不小于4个月。

# 卡介苗接种注意事项

有免疫缺陷疾病如艾滋病为卡介苗接种禁忌证。其余出生体重≥2 500克的宝宝，同时一般情况平稳，无重大抢救及疾病新生儿，应在生后24小时内注射卡介苗。

出生体重<2 500克的宝宝，待体重增长至2 500克后立即补种卡介苗；生后即出现抢救及重大疾病的宝宝，待一般生命体征平稳，同时体重达标（≥2 500克）后，立即补种卡介苗；年龄<3个月的宝宝，无需进行任何检查，即可补种卡介苗。

3个月到3岁之间的未接种卡介苗者，补种卡介苗前需至医院完善结核菌素皮肤试验（TST），检测结果提示阴性，可补种。若结果提示阳性，则不能接种卡介苗。年龄4岁以上的儿童未接种卡介苗，不予补种。同时接种过卡介苗但未形成"卡疤"的儿童，不予补种卡介苗。

卡介苗是一种比较安全的生物制品，接种后局部可出现红肿、化脓以及小溃疡，部分有局部淋巴结肿大（直径<10毫米），不经治疗多可以自行消退。但是出现下列异常反应，应及时就医：接种后局部溃疡直径>10毫米或≥12周不愈；接种后同侧局部淋巴结肿大直径超过1厘米或发生脓疡破溃，淋巴结可一个或数个肿大；接种后严重罕见的异常反应如骨髓炎、全身播散的卡介苗感染等。

# 接种疫苗后如何进行效果评估

接种疫苗后，宝宝是否获得有效的免疫一直是新手爸妈关注的问题。一般来说，接种疫苗后宝宝可以产生特异性免疫，如果接种宝宝未获得疫苗所预防的那种传染病，就表明接种的效果较好。有些疫苗接种后会在全身及接种部位出现反应，并留下永久性的瘢痕，如卡介苗会留下一个凹进去的小疤，如果出现上述反应，则为接种成功。

还可以通过测定特异性抗体来判断疫苗接种是否成功。全程接种乙肝疫苗后，对于HBsAg阴性母亲生产的正常宝宝和免疫功能正常的儿童对乙肝疫苗应答良好，接种后不需要常规检测乙肝标志物。而HBsAg阳性母亲生产的宝宝、早产儿宝宝、免疫抑制或免疫功能低下的儿童或其他高危新生儿抗体转阳率低，在完成接种3针后1～2个月进行乙肝标志物检测判断是否接种成功。

由于免疫功能低下或其他原因例如母亲为HBsAg阳性的儿童，少数接种者对疫苗接种无应答（抗-HBs < 10国际单位/升）。若HBsAg阴性、抗-HBs < 10国际单位/毫升，可按照0、1、6月方案再接种3剂乙肝疫苗。

卡介苗接种效果通常以卡介苗接种后形成"卡疤"或者接种后12周的结核菌素纯蛋白衍生物（PPD）试验阳性作为监测标志。卡介苗接种的阳性反应是接种后2周左右在注射部位出现红斑和丘疹，8～12周伴随着溃疡和愈合形成"卡疤"。

# 接种疫苗后需要观察哪些情况

新生儿注射疫苗后我们可以大致从宝宝的精神状态、呼吸情况、喝奶情况、疫苗注射部位恢复情况、全身皮肤情况及体温变化情况等方面进行观察。

## （1）精神状态改变

新生儿一般有6种意识状态，分别是安静、活动、哭闹、瞌睡、浅睡眠、深睡眠。日常生活中我们也可以很清楚地分辨出宝宝目前所处的精神状态。疫苗注射过后家长可通过日常照顾宝宝的经验关注宝宝。若疫苗注射后宝宝出现轻微的烦躁，哭闹相比之前增多，在家长的安抚下可基本恢复正常，这便不用太过担心，只需要密切关注宝宝的变化即可，大约1天的时间宝宝就会好转。若宝宝出现极度烦躁，哭闹不止，不能安抚，或持续出现不哭，不动，深睡眠时间较前明显增多，这需要家长及时带宝宝至医院就诊。

## （2）呼吸情况

新生儿出生后呼吸频率为40～60次/分，足月儿的呼吸频率基本规整，早产儿可出现呼吸频率欠规整表现。疫苗注射后，若宝宝呼吸频率、呼吸次数较前无明显变化，或轻微变化，家属可居家自行观察，若宝宝出现呼吸频率增加，呼吸节律不规整，甚至出现点头样呼吸，呼吸时鼻翼出现煽动，或伴随吸气时颈部、气管中部、腹上部出现凹陷，则表明宝宝目前处于呼吸困难中，需立即带宝宝至医院就诊。

### （3）喝奶情况

若宝宝注射疫苗后喝奶量较前稍减少，家长们可不用担心，居家观察即可。若宝宝注射疫苗后喝奶量较前明显减少，并伴随不哭、不动、精神状态欠佳，则需要至医院就诊。

### （4）疫苗注射部位恢复情况

乙肝疫苗注射后，宝宝疫苗注射部位除了前期能看到针眼外，应无任何变化，2～3天便恢复正常。若宝宝出现注射部位红肿、硬结、破溃、流脓等表现，及时就医。

卡介苗注射后，接种处皮内圆凸丘疱约30分钟消失，接种处皮肤略有红肿2～3天，为非特异性反应，大多不用处理，可自行消退。于接种2周左右接种部位出现红肿、化脓随后形成小溃疡，8～12周结痂，最终结痂脱落后留下一永久性凹陷瘢痕（俗称"卡疤"），一般不需要处理，注意保持局部清洁、干燥，防止继发感染，不可局部热敷、自行排脓或提前去除结痂。若接种处破溃流脓情况长时间未见好转，建议至医院感染科就诊。

### （5）全身皮肤情况

宝宝注射疫苗后，家长应关注宝宝全身皮肤变化情况，若出现大片皮疹或泛红表现，应及时至医院就诊。

### （6）体温变化情况

绝大多数宝宝注射疫苗后无体温变化，少数宝宝注射疫苗后会出现发热，如有轻度发热，一般无需处理，持续1～2天后可自行缓解，中度以上发热或发热时间超过48小时，建议到医院就诊。

除了以上6个方面，若宝宝注射疫苗后有其他明显不适及变化，也应及时带宝宝就医。新生宝宝对于疾病的表现与年长儿童及成人有很大的不同，所以需要各位新手爸妈更多关注宝宝生活中的各个方面，也许很不起眼的小变化，就是宝宝释放出的"求救信号"。

　　预防接种疫苗会伴随宝宝成长的每个阶段，是在成长过程中对抗传染病的保护伞，家长们对疫苗接种多一份关注，宝宝的安全就多一份保障，对抗传染病传播便多一份成效，传染病的最终消失也就多一份希望。

**国家免疫规划疫苗儿童免疫程序表（2021年版）**

| 可预防疾病 | 疫苗种类 | 接种途径 | 剂量 | 英文缩写 | 接种年龄 | | | | | | | | | | | | | | |
|---|---|---|---|---|---|---|---|---|---|---|---|---|---|---|---|---|---|---|---|
| | | | | | 出生时 | 1月 | 2月 | 3月 | 4月 | 5月 | 6月 | 8月 | 9月 | 18月 | 2岁 | 3岁 | 4岁 | 5岁 | 6岁 |
| 乙型病毒性肝炎 | 乙肝疫苗 | 肌内注射 | 10或20微克 | HepB | 1 | 2 | | | | | 3 | | | | | | | | |
| 结核病① | 卡介苗 | 皮内注射 | 0.1毫升 | BCG | 1 | | | | | | | | | | | | | | |
| 脊髓灰质炎 | 脊灰灭活疫苗 | 肌内注射 | 0.5毫升 | IPV | | | 1 | 2 | | | | | | | | | | | |
| 脊髓灰质炎 | 脊灰减毒活疫苗 | 口服 | 1粒或2粒 | bOPV | | | | | 3 | | | | | | | | 4 | | |
| 百日咳、白喉、破伤风 | 百白破疫苗 | 肌内注射 | 0.5毫升 | DTaP | | | | 1 | 2 | 3 | | | | 4 | | | | | |
| 百日咳、白喉、破伤风 | 百破疫苗 | 肌内注射 | 0.5毫升 | DT | | | | | | | | | | | | | | | 5 |
| 麻疹、风疹、流行性腮腺炎 | 麻腮风疫苗 | 皮下注射 | 0.5毫升 | MMR | | | | | | | | 1 | | 2 | | | | | |

（续表）

| 可预防疾病 | 疫苗种类 | 接种途径 | 剂量 | 英文缩写 | 接种年龄 | | | | | | | | | | | | | | |
|---|---|---|---|---|---|---|---|---|---|---|---|---|---|---|---|---|---|---|---|
| | | | | | 出生时 | 1月 | 2月 | 3月 | 4月 | 5月 | 6月 | 8月 | 9月 | 18月 | 2岁 | 3岁 | 4岁 | 5岁 | 6岁 |
| 流行性乙型脑炎② | 乙脑减毒活疫苗 | 皮下注射 | 0.5毫升 | JE-L | | | | | | | | 1 | | | 2 | | | | 4 |
| | 乙脑灭活疫苗 | 肌内注射 | 0.5毫升 | JE-I | | | | | | | | 1, 2 | | | 3 | | | | 4 |
| 流行性脑脊髓膜炎 | A群流脑多糖疫苗 | 皮下注射 | 0.5毫升 | MPSV-A | | | | | | | 1 | | 2 | | | | | | |
| | A群C群流脑多糖疫苗 | 皮下注射 | 0.5毫升 | MPSV-AC | | | | | | | | | | | | 3 | | | |
| 甲型病毒性肝炎③ | 甲肝减毒活疫苗 | 皮下注射 | 0.5毫升或1毫升 | HePA-L | | | | | | | | | | 1 | | | | | |
| | 甲肝灭活疫苗 | 肌内注射 | 0.5毫升 | HePA-I | | | | | | | | | | 1 | 2 | | | | |

注：①主要指结核性脑膜炎、粟粒性肺结核等。

②选择乙脑减毒活疫苗接种时，采用两剂次接种程序。选择乙脑灭活疫苗接种时，采用四剂次接种程序；乙脑灭活疫苗第1、2剂间隔7～10天。

③选择甲肝减毒活疫苗接种时，采用一剂次接种程序。选择甲肝灭活疫苗接种时，采用两剂次接种程序。